発達障害という「ギフト」

分析思考と想像思考

安藤　怜
Andou Rei

たま出版

発達障害という「ギフト」〜分析思考と想像思考〜◎目次

第4章

分析思考・想像思考の組合わせ事例
——家族・恋愛関係の問題の解消

第1章 発達障害はだれでも持っている

第1節 ● 当事者研究より

発達障害という言葉は近年よく言われるようになりましたが、明確な判別は難しく、グレーゾーンといった考え方などもあり、「よくわからない」と感じる人が多いのではないでしょうか。それでも、社会全体の問題として無視できるものではありません。

私は、子供の頃から発達障害（ＡＤＨＤ）により苦労の多い人生を送ってきました。

そして、なぜ自分はこれほどまでに苦労するのか、自分が他の人と何が違うのかということに自然と興味を持ち、〝自分自身の体質を調べる〟ということに取り組みました。

発達障害について、様々な学術的な研究本があります。また、発達障害者自身の体験談からの助言となる本もあります。しかし、発達障害者自身による研究本というものは、あまり見ることがありません。

学術的な研究も重要かもしれませんが、「当事者による意見や考えこそ重要では？」と言われて否定する人はいないでしょう。当事者だからこそわかることは必ずあるのです。本書は、発達障害を抱えた当事者から見た考え方をもとに、だれもが少なからず持っているという前提で統計調査なども交えながら考察し、発達障害への偏見をなくすと同時に、発達障害・グレーゾーンの悩みや不安の解消・更には才能開花に役立ててもらうことを目的にしています。

私の発達障害

本題に入る前に、著者である私のこれまでの経緯や体質を知っていただければと思います。私の場合は、集中力がなく、じっとしていることが苦手で疲れやすいという特徴を持った注意欠陥障害（ＡＤＨＤ）に当てはまります。私の頭の中で起きていることを簡潔に説明しますと、考えごとや空想に浸っていることが非常に多く、何かをきっかけにすぐに別のことを連想して、頭を支配していくというものです。これは、日中（起きているとき）に夢を見ているという意味で、「デイ・ドリーマー」という言葉で一般的に知られているＡＤＨＤの特徴です。

発達障害は特に幼少期に強く出ると言われる通り、子供の頃からボーッとして勉強について行けず、忘れ物や失くし物で悩みを抱えながら育ちました。

ADHDとの格闘の人生

発達障害は成長と共に和らぐものですが、実際には社会に出てからが一番苦労することになります。学校とは違い、責任が求められるからです。

世の中に出てから仕事について行けず悩み続けた私は、様々な対策を独自に考えて実行しました。私の人生は、ほとんどこの体質との格闘と言ってもいいくらいの苦労の上で今日に至ります。

たとえば、ボーッとしていることを矯正するために、数分おきに振動が鳴るもの(音だと周囲に聞こえるため)を装着して、意識(集中力)を空想から現実に戻すという試みのためだけに、発売されたばかりの初代アップルウォッチを買いました。正直、アップルウォッチそのものには興味はありませんでしたが、とにかく体質の悩みに必死で、当時五万円もするものを飛びつくように購入しました。友人からは「何のために買ったの?」と質問されましたが、正直な理由は言いづらかったため、周りには不思議がられたことを覚えています。

他にも、集中力維持のために声を出しながら勉強をする、疲れやすさの改善のために額に冷却シートを貼る、音で注意がそれないように耳栓をする、概日リズム障害（一日のリズムが悪く、夜眠れず朝に弱い）を改善するために、四、五万円もする照射器具を購入したり、出勤前の朝の時間にスポーツジムで泳いでみるなど、ずっとこの体質との闘いでした。

経験から生まれた仮説

私は、生きるための対策を考えていくうちに、少しずつその体質の特徴を理解していきました。やがて、自分の体質へのコンプレックスは興味へと変わり、考えを深めていくうちに、ある仮説に辿り着きました。そもそも発達障害に明確な区分はなく、だれもが持っている前提で、世の中には大きく二つの傾向があるというものです。簡単に言えば、私のように空想が多く感情的なタイプと、集中力が高く物静かなタイプの二つであり、発達障害で言うところの、ＡＤＨＤと自閉傾向というものが概ねその特徴に当てはまると考えるようになりました。

すべての人が持っている

発達障害とは、そもそも全員が多かれ少なかれ持っているということは学術的にも言われていることでもあります。世間では「障害」という言葉が使われることで、ある種の線引きがあるように思われがちですが、あくまで程度の問題だと言えます。たとえば、自閉傾向を平均五〇として、八〇以上を障害と言っているようなもので、七〇くらいの人もいれば三〇くらいの人もいるのです。

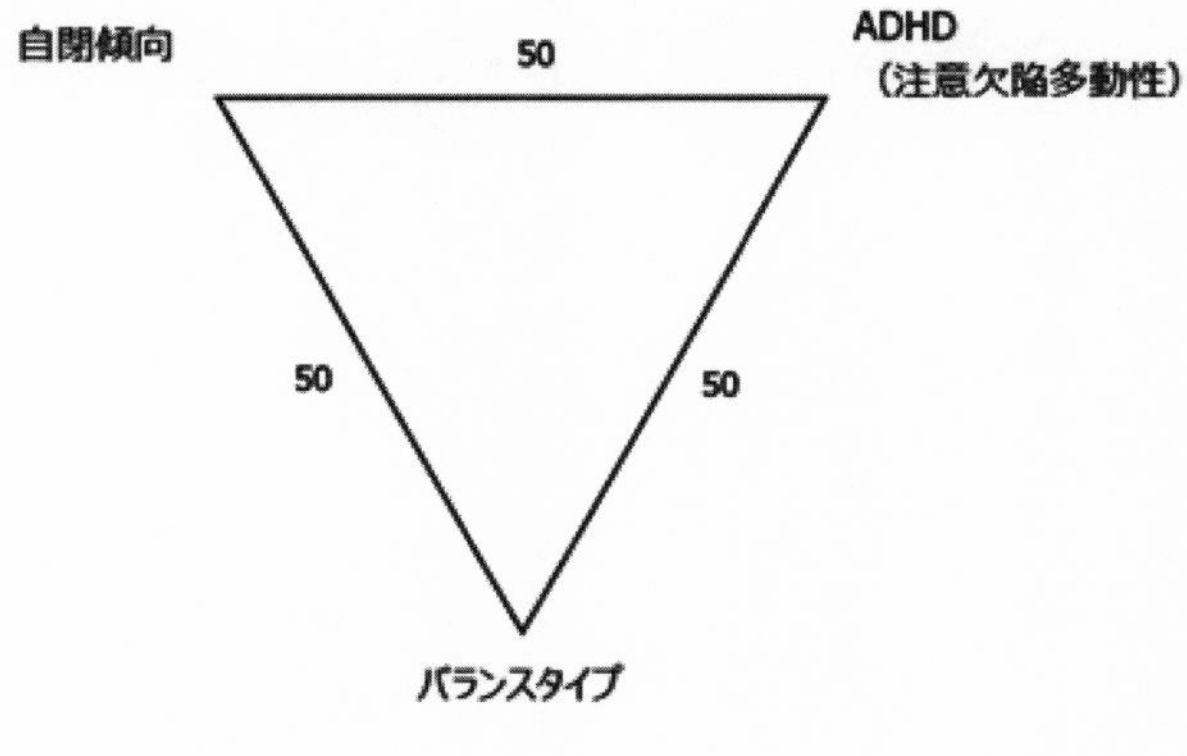

自閉傾向とADHD（注意欠陥多動性）とバランスタイプについて、前ページの図のどこかに必ず該当すると私は考えます。

分析思考と想像思考

さらに、これらの二つの発達障害（自閉傾向とADHD）の特徴をわかりやすくするために、〝分析思考〟と〝想像思考〟という言葉で表現したいと思います。そのほうが理解しやすいことに加え、本来才能であるという本書の趣旨も伝わりやすいと考えます。

自閉傾向　＝　分析思考タイプ
ADHD　＝　想像思考タイプ

これなら、だれもが概ねどちらかに該当することをイメージしていただけるのではないでしょうか。言い方を変えれば、理系・文系とも言えそうですが、学力に関わらず社会全体の傾向として捉えていただきたいという趣旨に沿って、分析思考と想像思考と表現します。これらの体質は、一見対局的に見えますが、自分がどちらかに該当するというよりは、どちらも多少は併せ持っていると考えたほうがいいでしょう。

また、発達障害について調べていけば、自閉症やＡＤＨＤ以外にもＬＤ（学習障害）やアスペルガー障害という言い方があったり、このような分類も時代と共に定義づけが変化しているようですが、本書の説に当てはめた場合、「分析傾向」と「想像傾向」や発達障害傾向の感覚過敏による状況に応じた〝支障〟から分類されているものではないかと推測します。たとえば、分析思考・想像思考の体質が学習に支障が出た場合をＬＤ（学習障害）と捉えていたり、自閉傾向の軽いものがアスペルガー障害と言われるというものです。いずれにしても、シンプル化するという視点も重要だと考えます。

どれがいいということではない

次ページの表の場合、発達障害傾向が少ないバランスタイプが一番いいと思われる

●自閉傾向の特徴と分析力の関係

自閉傾向の一般的特徴	分析思考との関連付け
集中力・分析力が高い	目に見える状況を捉えること（分析）が得意。
空気を読めない（人の心や感情を読むのが苦手）	目に見える状況の把握（分析）が得意であるぶん、人の感情や心といった目に見えないものへの想像が苦手。
疎外感を感じる	想像や感情での共感が苦手なため。

●ADHDの特徴と想像力との関連

ADHDの一般的特徴	想像思考との関連付け
アイデア力が高い	想像（空想や連想）が多いため、様々なアイデアが思い浮かぶ。
注意力が散漫	連想・考えごとに頭が支配されやすい。
衝動的	想像が突発的に頭を支配することで起きる欲求や反応。
空気を読めない（場にそぐわない発言をする）	想像（空想や連想）が多いため、その場をよく見ていないことで起きる。

かもしれませんが、それは特別な才能や向上心は少ないという傾向になります。また、本書を読み進めていけば、分析思考よりも想像思考のほうがいいものと捉えられる傾向があるようです。想像思考のほうが今までにない可能性を感じさせられるからでしょう。ただし、私の感覚としては、分析力は伸ばすことが難しい反面、想像力は興味を持ちやすいため、伸ばすということが比較的容易で、やはり全体像を見れば、どれがいいということにはならないと考えています。

持って生まれたもの自体を変えるのは難しいでしょうが、持ち前の分析力とある程度の想像力が組み合わさることで力が発揮される分野は多いと言えます。

全員に何らかの〝力〟がある

人の脳というのは、本来だいたい同じだけの思考の力を持っていると考えます。たとえば、一時間という与えられた時間で何かを覚える時、そのことに集中して暗記できる人は賢いとされるでしょう。しかし、集中が苦手な人の脳は働けないかと言えば、そう言うわけでもなく、集中して覚えるという作業が苦手なだけで、実はそこから何かを連想してアイデアを考えるという題材になれば、逆に活躍する可能性を持っています。同じ一時間という条件でそれぞれが得意なことに頭を働かせ、一時間に見合った成果を得ることはできるのです。その能力が人によって様々というだけの話であり、自分の特性を見つけ出せれば苦手というものは大した問題ではなく、プラス面を見つけることもできると考えられます。

その力を大きく二つのカテゴリーに分けるのが〝分析思考〟と〝想像思考〟であり、さらにこれらの中にも様々なジャンルがあり、人それぞれの得意があると想定されます。

現代の日本では、まず分析思考タイプの人が勉強が得意として学生までの間に認められやすく、バランスタイプの人が人付き合いの上手さで社会に出て以降の組織ではやや認められやすい状況だと私は考えます。

その上で、想像力タイプの才能への評価が相対的に低い傾向にあり、かつ、分析力も一定以上強まれば人付き合いなどに影響して生きづらさを感じる人が多いと考えています。それぞれの個性が見直されれば、多くの人が活躍の機会を持てる社会になるのではないかと期待します。

対局要素の併存と理論的根拠

これらの体質は、単純にどれかに当てはまるものではありません。すべての人がすべての体質を持っていて、状況に応じて得意不得意は流動的に変化します。

分析思考と想像思考は対極的なのに、どちらも体質として併存していると言われれば、腑に落ちないかもしれません。しかし、たとえば発達障害者が持っている感覚過敏と感覚鈍麻（鈍い）について考えれば、現実のものだと実感していただけるでしょう。

自閉傾向・ＡＤＨＤに限らず、障害レベルで症状を持っている人は必ず何らかの感覚過敏と鈍麻を持っています。たとえば、誰かは聴覚過敏だが触覚は鈍麻、別の誰かは嗅覚は過敏だが聴覚は鈍麻、といった感じです。さらに細かく言えば、そんなシンプルな話でもなく、聴覚過敏を持っている人の中でも、子供の声が苦手という人もいれば、別の誰かは電車が通り過ぎる音が苦手、など、物事によって症状は併存し交差しているのです。それはまるで、平均台の上を右と左に体が揺れるように、一方に偏るというよりは、バランスの問題として、どちらも持ち得るというイメージでしょう。

これらのことを考えれば、分析思考と想像思考も単純にどちらかに偏っているわけではないと言えます。ただ、対策としては、まず自分が主にどちらの傾向が強いかを把握することが重要ではないかと考えます。

第2節 ● イメージ（絵）を用いた説明

捉える領域のイメージ

次に、イメージを用いて、これらの体質を説明したいと思います。次ページの図は、頭の中で把握できるものの領域を示すイメージ図です。中心部は、実際に目に見える

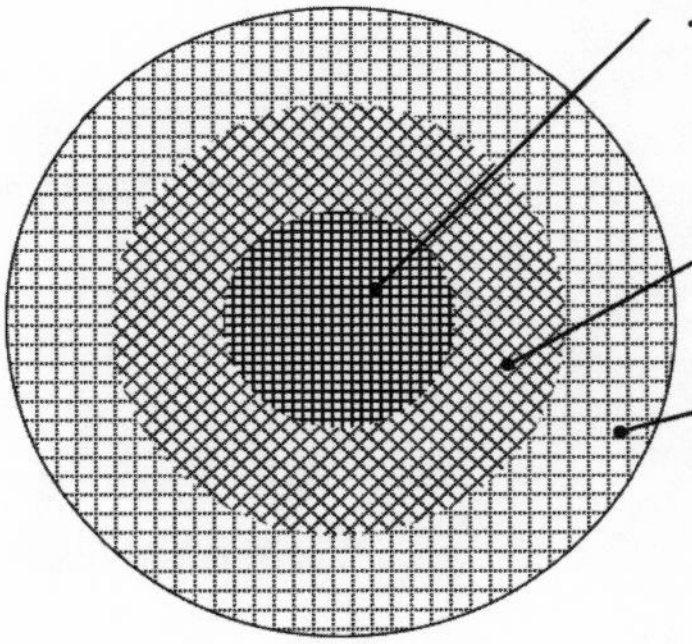
・目に見える状況
・詳細の把握
・答えがあるもの
（数学やパズルなど）
人の心や
場の雰囲気
想像や空想

状況、数学等をはじめとする明確に理解する分野で、外は空想やイメージの分野です。これらの中間には、人の気持ちや場の雰囲気の領域があります。

イメージでの解説では、想像思考タイプ（ＡＤＨＤ）からご説明します。想像思考は、全体がぼやけて見えるイメージで、想像の領域まで広く捉えることができる反面、全体的に明確な把握が困難となります。想像力には長けていますが、細かいことが苦手でケアレスミスや勘違い・聞き逃し・見落としなどが多くなります。

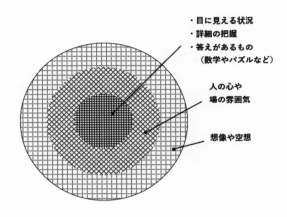

想像思考（ＡＤＨＤ）タイプのイメージ

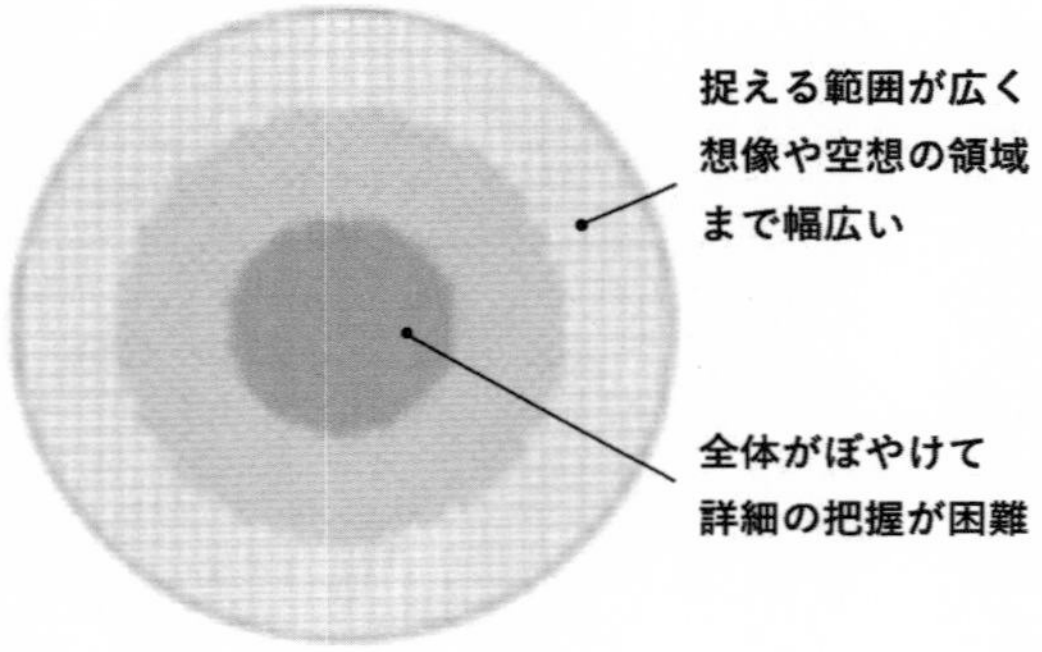
捉える範囲が広く
想像や空想の領域
まで幅広い
全体がぼやけて
詳細の把握が困難

分析思考（自閉傾向）タイプのイメージ

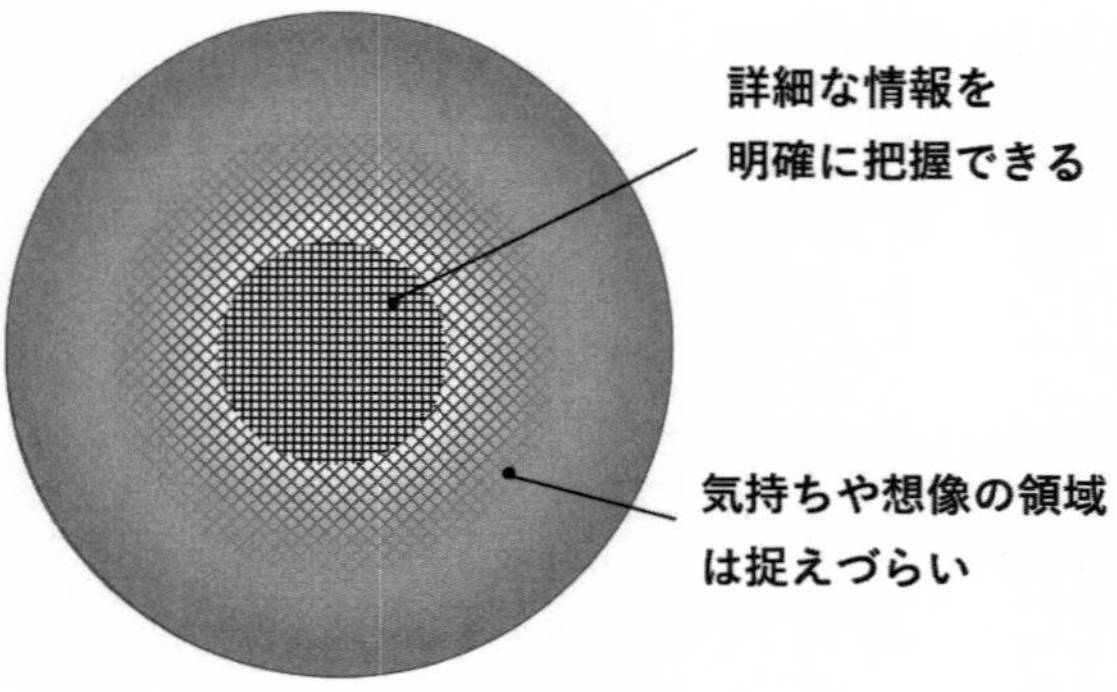
詳細な情報を
明確に把握できる
気持ちや想像の領域
は捉えづらい

●脳内視野の広さからの影響

タイプ	想像力	分析力
想像思考	脳内視野が広く想像力豊か	脳内視野が広いぶん、細かいことの把握や一つのことへの集中などが苦手
分析思考	脳内視野が狭く想像力が苦手	脳内視野が狭いぶん、細かいことの分析記憶、集中が得意

一方、分析思考タイプ（自閉傾向）は、前ページ図のように、外側の領域は、ぼやけるというよりは黒がかっていて、捉えることが困難なイメージです。数学などの明確な把握はできる反面、外側の想像力は捉えることが困難となります。また、中間の人の気持ちについても、想像思考者以上に理解の困難さが伴うと言えるでしょう。

想像思考（ADHD）の思考イメージ

次に、脳内で捉えるイメージを用いて、物事の捉え方をご説明したいと思います。ここで誤解していただきたくないのは、特徴の説明のために欠点が目立ってしまうということです。決してこれらの体質を悪く思っているのではなく、ストレスの対策として大げさに欠点を表現しているということを予めご理解いただければと思います。

まずは想像思考（ＡＤＨＤ）タイプの説明です。

たとえば、あなたは会社の研修で法律を学ぼうとしています。まずは憲法の全文です。講師が条文を読み上げ、あなたはそれを頭に入れなければいけません。

日本国民は正当に選挙された国会における代表者を通じて行動し、われらとわれらの子孫のために、諸国民との協和による成果とわが国全土にわたって自由のもたらす恵沢を確保し、政府の行為によって……

法律はとても堅苦しい言葉でできています。想像思考（ＡＤＨＤ傾向）者は、興味がなければじっと集中して聞くことが苦手です。左の図は、上が一般的な人で下が想像思考（ＡＤＨＤ）タイプだと考えてください。想像思考者は物事の捉える領域は広いのですが、肝心の条文の捉え方はぼんやりとしています。

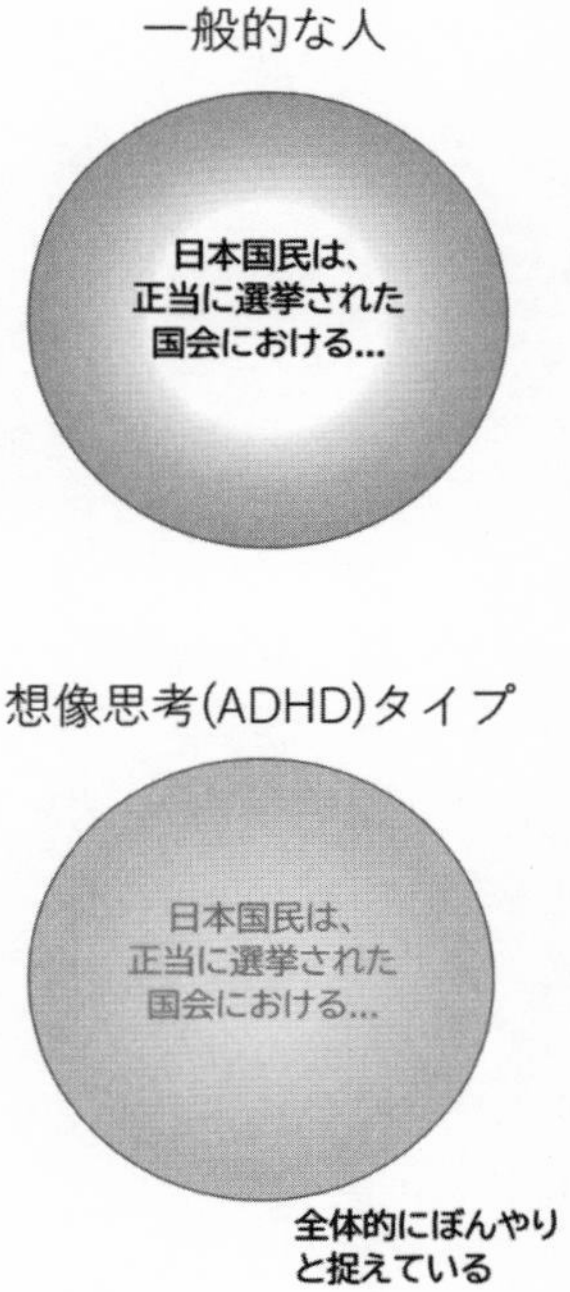
一般的な人
日本国民は、
正当に選挙された
国会における…
想像思考(ADHD)タイプ
日本国民は、
正当に選挙された
国会における…
全体的にぼんやり
と捉えている

それでも、想像思考（ＡＤＨＤ傾向）者もはじめのうちはその言葉を頭に入れるよう努めます。しかし、その集中力は持続が難しく、何かの言葉や音をきっかけに別のことを連想しだします。

たとえば、次ページの下の図は憲法条文の「代表者」というキーワードに反応して会社の社長（代表者）のことを思い出しているイメージです。

社長のイメージが集中するべき対象の上に被さるように、頭の中を支配し始めます。

一般的な人

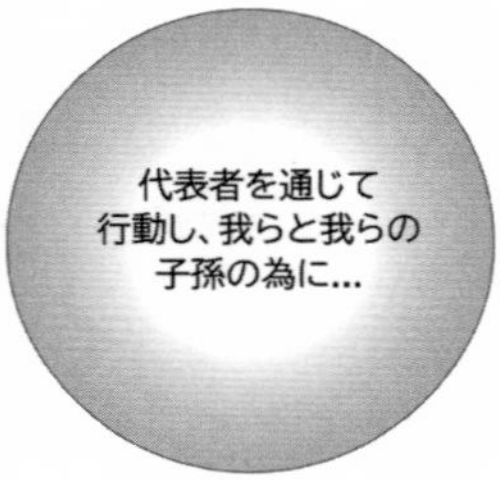
代表者を通じて
行動し、我らと我らの
子孫の為に…

想像思考(ADHD)タイプ

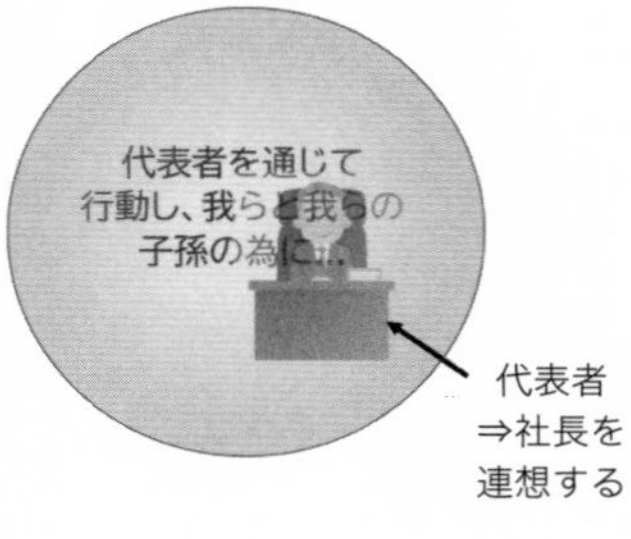
代表者を通じて
行動し、我らと我らの
子孫の為に…
代表者
⇒社長を
連想する

そのため、徐々に聞き取るべき言葉が断片的に阻害され始めます。一方、一般的な人は覚える対象に意識を向けることができます。

続いて、「成果」という言葉に反応して、やり残した仕事のことを思い出します。次ページ下の図は、仕事に関連するパソコンが頭の中に浮かぶイメージです。不安なことを思い出す場合、一般的な人でも同じような連想はありますが、あくまで頭の片隅にコンパクトに留め置くことができます。想像思考者は、頭の中を仕事（絵ではパソ

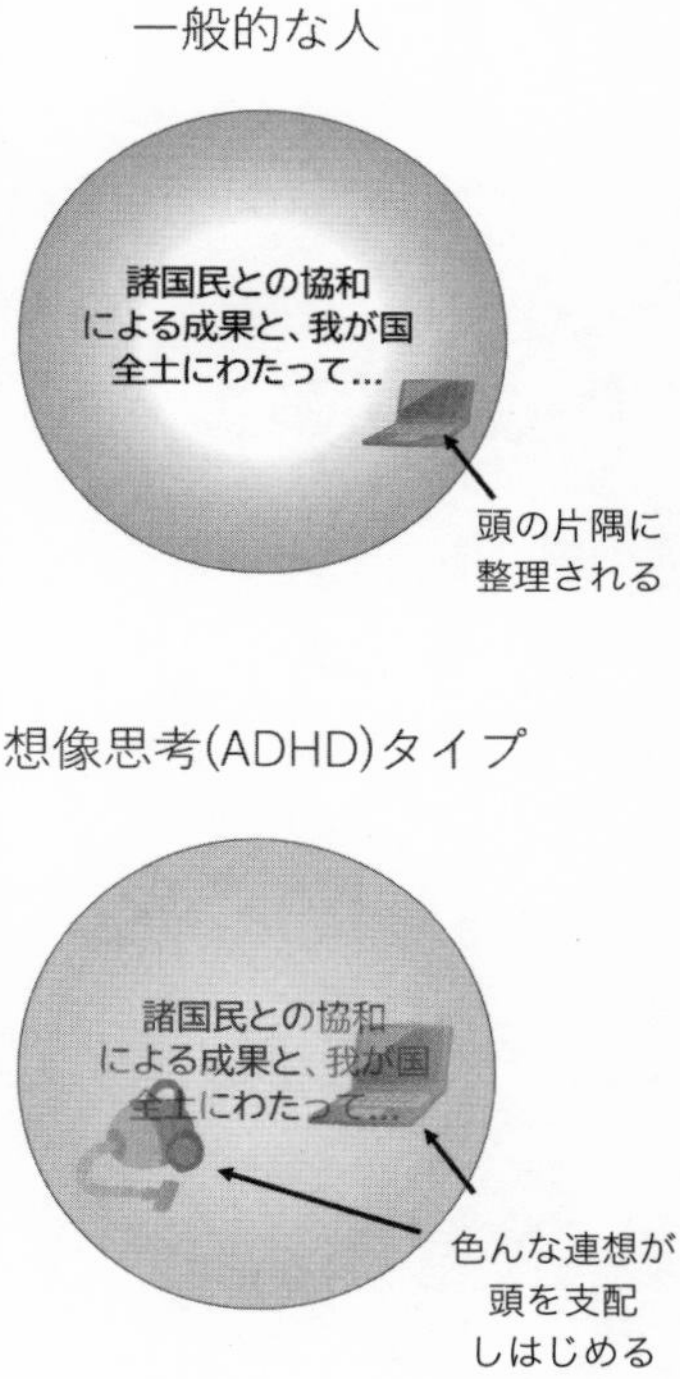
一般的な人
諸国民との協和
による成果と、我が国
全土にわたって…
頭の片隅に
整理される
想像思考(ADHD)タイプ
諸国民との協和
による成果と、我が国
全土にわたって…
色んな連想が
頭を支配
しはじめる

コン）のイメージが支配し、さらにそこからの連想で掃除当番（絵では掃除機）を忘れていたことも思い出し、様々なことが頭の中に巡ってきます。

さらに、心配事が頭を支配し始めると、連想は加速し、重要な電話を忘れていたことに気がつきます。

一般的な人は、集中すべき日本国憲法の内容を頭に入れながら、仕事（パソコン）

↓掃除当番（掃除機）↓電話（電話）と順序よく、この後やるべきこととして整理していきます。一方、想像思考者は後から出てきた電話のイメージが一気に頭を支配し、もはや集中すべき日本国憲法の内容がほとんど頭に入ってこない状況に陥ります。

なお、想像思考（ＡＤＨＤ）は衝動多動型と不注意優勢型に分かれますが、衝動多動型が強い人は、前記のような思考への支配が急に起こることで、衝動買いや怒りっぽさを持ってしまう状況です。一方の不注意優勢型は、慢性的に何かの頭の中の支配

一般的な人

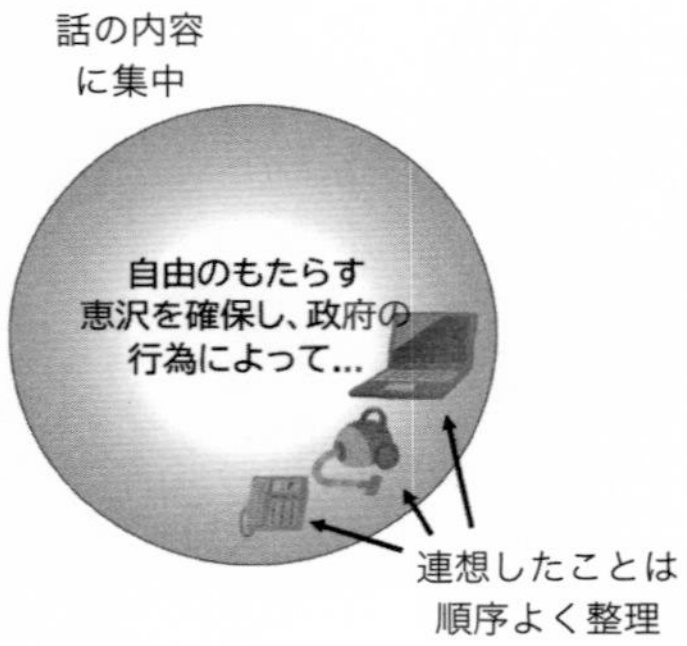
話の内容
に集中
自由のもたらす
恵沢を確保し、政府の
行為によって…
連想したことは
順序よく整理

想像思考(ADHD)タイプ

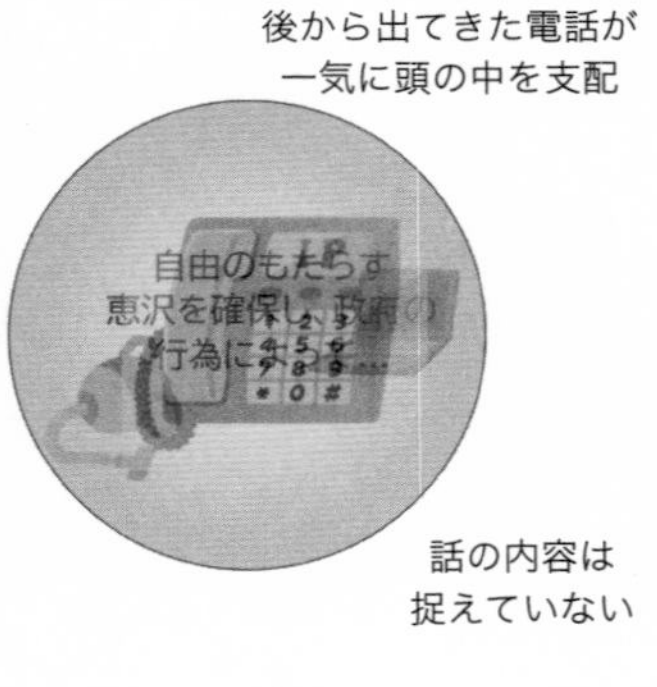
後から出てきた電話が
一気に頭の中を支配
話の内容は
捉えていない

により、空想癖が強いという状況です。

繰り返しになりますが、必ずしもマイナスの要素ばかりとは限りません。これだけ色んなことが頭の中に浮かぶということは、それだけアイデア力（発想力）を持っているとも言えるのです。勉強やミスが許されない仕事への苦手は避けることが困難ですが、特性を活かせば大きな力になるのです。

以上のように、想像思考と分析思考は、カメラのピント合わせのように、広さが得意になれば明確さは苦手になり、明確さが得意になれば広さが苦手になるという、相反する捉え方になります。ただ、これは〝視力〟の話ではないということに気をつけていただきたいと思います。あくまで〝想像・イメージ〟から〝目に見えるもの・言葉の単純解釈〟までを含めた脳内で捉える概念としてのピント合わせのようなものです。

分析思考（自閉傾向）の思考イメージ

続いて、分析思考（自閉傾向）の思考イメージです。次の例は、仕事の契約のために、民法の未成年者に関する条文を覚えようとする状況です。

民法第五条
未成年者が法律行為をするには、その法定代理人の同意を得なければならない。

次ページの上の図は、自閉傾向が少ない人のイメージです。捉える範囲が比較的広いですが、学ぶべき民法の条文はややぼやけて捉えています。

一方の分析思考（自閉傾向）タイプは、覚えるべき対象（民法の条文）を明確に捉えることができます。その分記憶力も高い傾向があります。

そして、「法定代理人（保護者）」の同意を得なければならないというところから、実際の業務に移っていきます。

ここからは、条文や言葉の記憶だけでなく、想像力も影響してくることになります。「保護者の同意」にも、様々な意味の捉え方があります。わかりやすいのは、同意書のようなものに押印されているというケースでしょう。わかりやすいことは捉える領域の中で中心に位置して、分析思考タイプでも明確に理解することができます。一方、

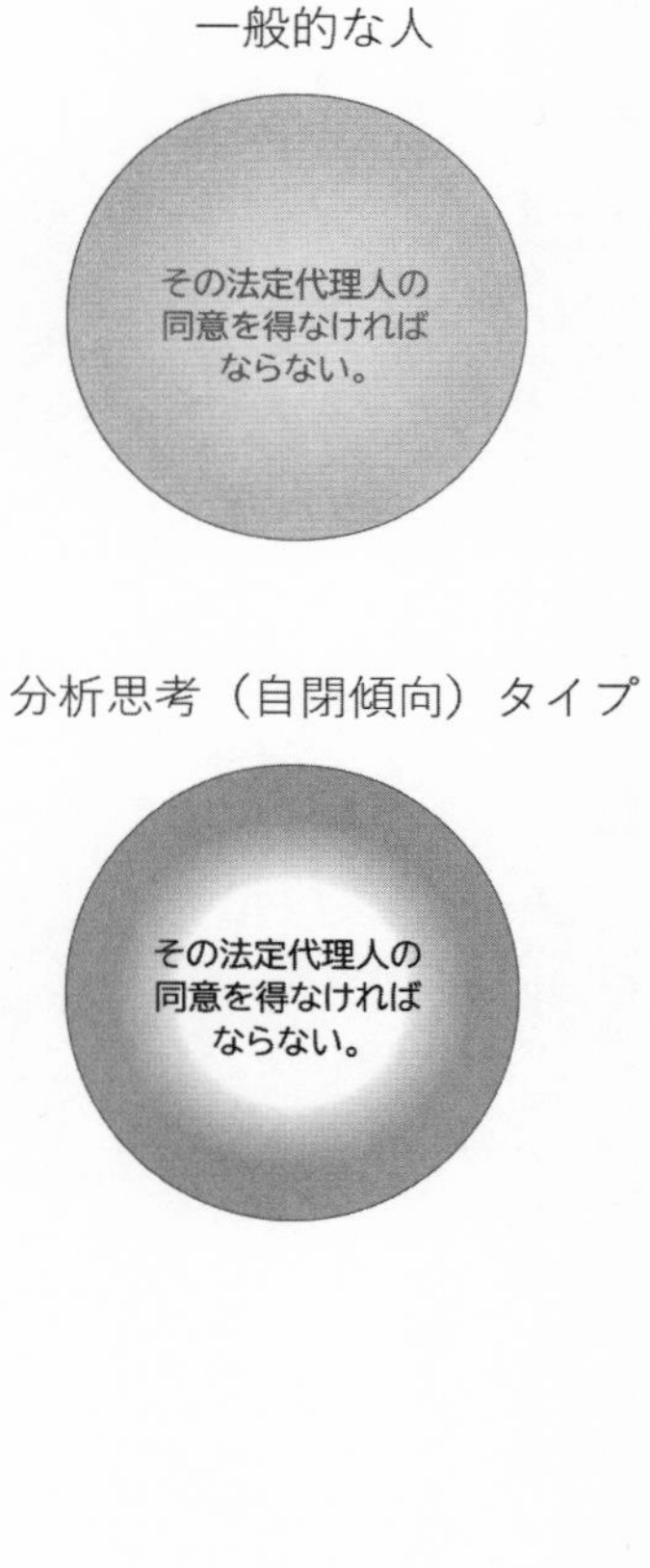
一般的な人
その法定代理人の
同意を得なければ
ならない。
分析思考（自閉傾向）タイプ
その法定代理人の
同意を得なければ
ならない。

曖昧な「同意」も現実には存在し、これらを捉えることが難しくなってきます。次の図がそのイメージです。

一般的な人

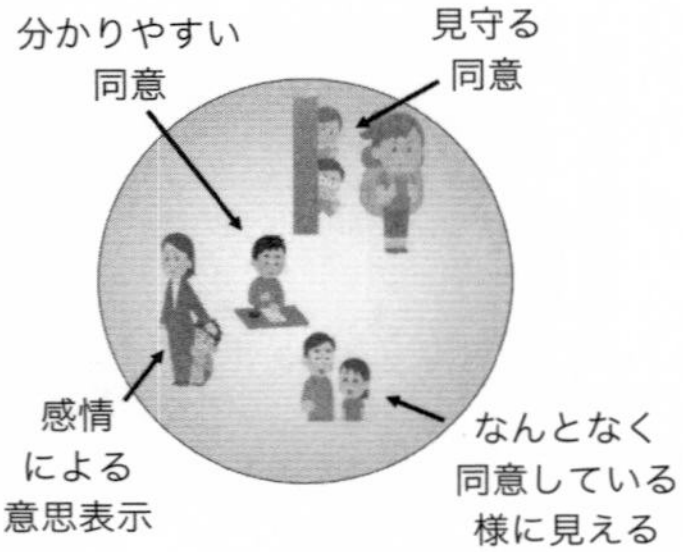
分かりやすい
同意
見守る
同意
感情
による
意思表示
なんとなく
同意している
様に見える

分析思考（自閉傾向）タイプ

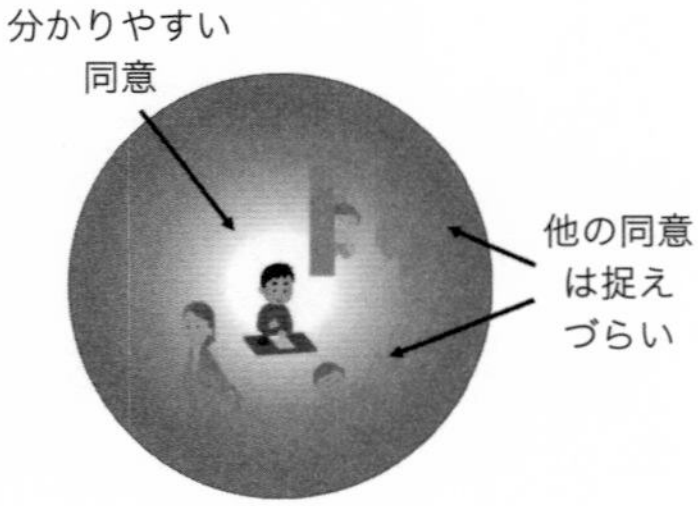
分かりやすい
同意
他の同意
は捉え
づらい

この捉え方により実務を行った場合、広く捉える人は柔軟な対応ができる反面、分析思考タイプの人は、わかりやすい同意（同意書に押印）にこだわる傾向があり、周りとの摩擦を生むことが考えられます。メールでたとえれば、返事をすべき友人からのものや、返事の必要のない一斉送信、さらにはその中間のようなメールがあります。分析傾向が強いと、「メールが来たら返事をする」ということを当たり前と認識して行動する傾向がありますが、周りが見えない何かで共通するように、だれも返事をしないということがあります。このような感覚を日常のいろんな場面で感じることになります。

言葉と表情の例

次に見ていただくのは、人の言葉と表情についてです。自閉傾向が強くなると、言葉の前後関係や話している人の表情などからの読み取りが困難となり、言葉をそのまま解釈してしまうということが指摘されますが、本書の考え方に当てはめた場合、次のようなイメージになります。

例）火事で人を救おうとして逃げなかった人が亡くなり、お葬式での友人の発言です。

「なぜ逃げなかったの？　バカなんだから」

このような発言を聞くと、心ない一言のように思えてしまいます。しかし、実際にその言葉の意味は、表情などもセットで読み取ることができます。次ページの図のような感じです。

いかがでしょうか。ただ言葉だけを解釈することと、言っている人の表情など他の条件を同時に解釈するのでは、感じ方が全く変わってくるのです。自閉傾向が強まれば、この表情（または周り・前後の状況）と言葉をセットで捉えることが困難になってきます。

次ページ左の図のように、多数の人が悪気はないと解釈できることについて、「心な

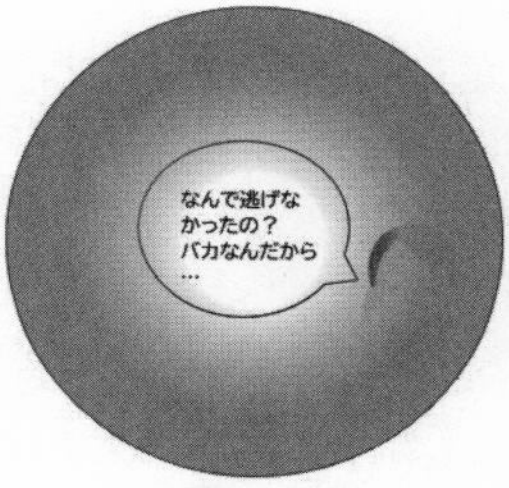

言葉だけだと
感じ方が違ってしまう

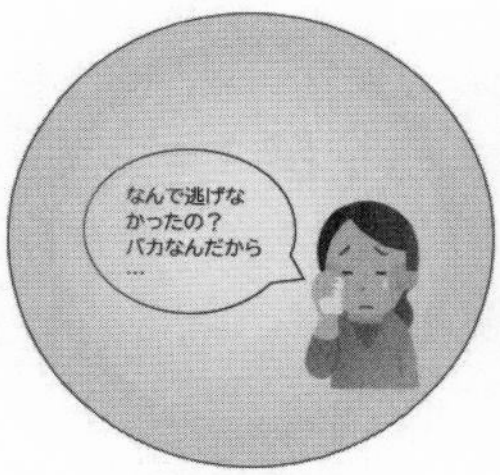

表情とセットで
悪意がないことがわかる

い言葉」と捉えてしまう傾向にあるのです。そのため、ちょっとした言葉で自分が悪口を言われているような感覚にもなりやすく、周りの感情が掴めずに疎外感や見られているような恐怖心に陥る危険性もあります。

しかし、これらの問題は、「自分の感じ方を知る」ということだけで解決出来る可能性があります。よく理解することで、実はそれほど周りは見ていないということに気づけば、ストレスは大きく減らせます。

だからこそ、自分の体質を知ることは重要と言えます。想像思考と分析思考の間では、多くの誤解による人間トラブルが発生しているように私には見えるのです。

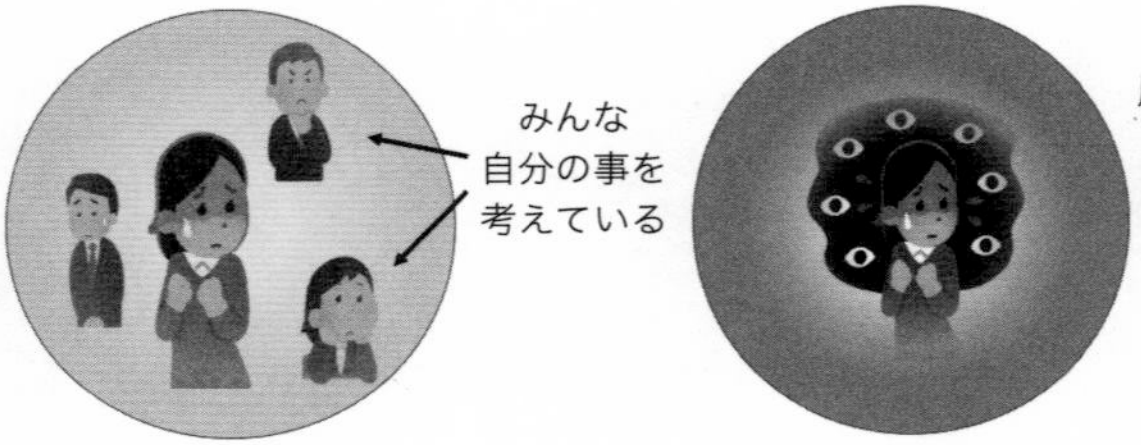
みんな
自分の事を
考えている
周りの感情
が見えず、
疎外感を
感じる

以上の説明はあくまで仮説ではありますが、裏付けのための統計調査も行っていますので、次の章でご覧いただければと思います。

第2章

統計調査

本書の考え方の裏付けのため、統計調査を行った結果を記載します。なお、前述の「対局要素の併存の説明」の通り、様々な要素が併存しているため、コインの裏表のような明確な答えはでないことを意識したうえで、〝傾向〟を考えるという視点で捉えることが重要だと考えています。

感覚過敏について

まず、本書の考え方で大前提となるのが、発達障害の傾向をだれもが持っているということの確認です。アンケートではその前提を回答者に説明した上で、何らかの感覚過敏があるかという調査を行いました。

統計についてグラフにしたいと考えたのですが、発達障害を意識したことがなかった人も含めて、ほぼ百%で何らかの感覚過敏が確認されたので、グラフについては省略いたします。

もともと学説・一般的にも言えることですが、改めて確認ができたと考えます。また、〝発達障害の傾向〟という直接的な言葉についても、理解を示す人が比較的多い調査となりました。もともと意識している人もいれば、このように調査をきっかけに「言われてみれば」という感覚の人もいるようです。やはり、だれもがある程度の発達障害の特徴を備えているということは間違いないと言えます。

運動タイプによる推定

次に、分析思考・想像思考の仮説について確認したいと思います。分析思考と想像思考について、前述の「イメージによる説明」をご覧いただければ、分析思考が強ければ一つのことに集中することが得意となります。一方、想像力タイプは何かをきっかけに色んなことを連想・想像することができます。本書の考え方では、こういった体質は運動神経のタイプに出るのではないかと考えました。

想像思考　＝　サッカーや格闘技のような激しい運動が得意
分析思考　＝　ダーツやビリヤードのようなコントロール系の運動が得意

その理論的根拠は、次の通りです。

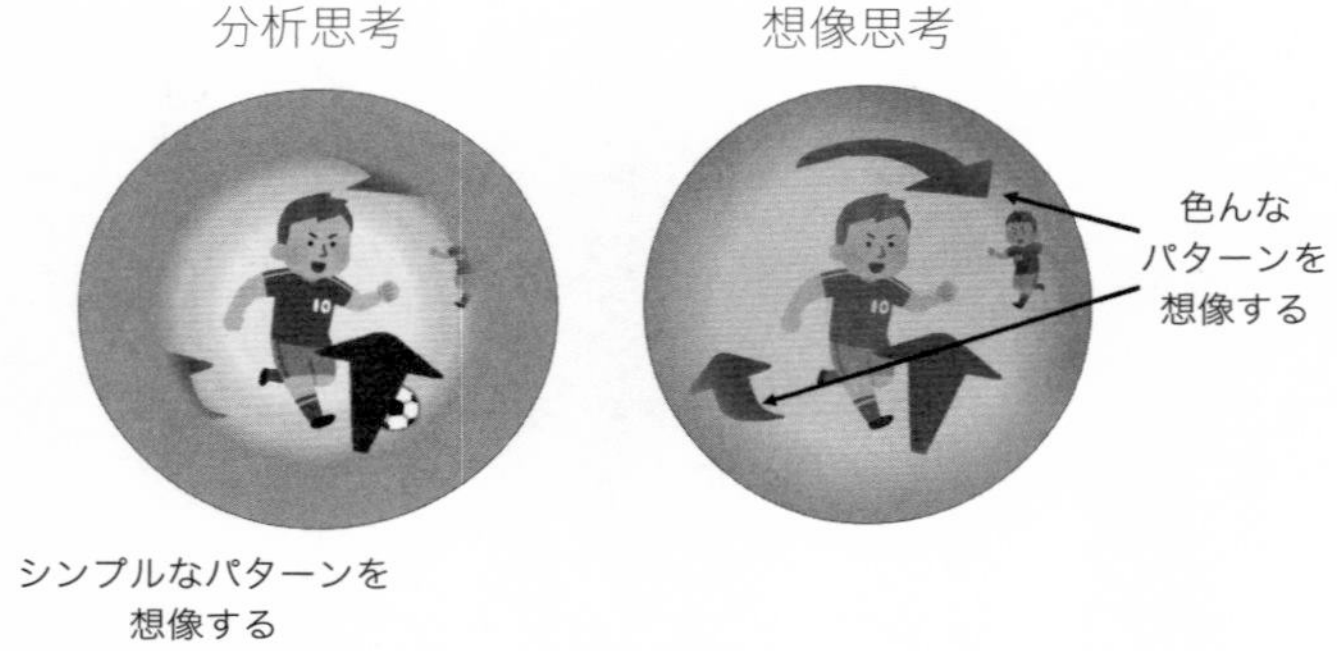
分析思考
想像思考
色んな
パターンを
想像する
シンプルなパターンを
想像する

【理論的根拠】

たとえば、サッカーを想像してみてください。ボールを持って相手をかわそうとするとき、瞬時に色んな可能性を頭の中に描き、さらに相手のちょっとした動きにすぐに反応してその逆をつく動作が求められます。分析思考と想像思考に当てはめて考えた場合、想像思考の人のほうがサッカーや格闘技といった激しい運動が得意になると考えられます。上の絵のイメージでは、相手を右に抜く、左に抜く、パスを出すといった色んなイメージが頭の中に浮かび、相手の動きに瞬時に反応できる状況です。考えるよりも体が先に動くというイメージです。ADHDの人は衝動的で怒りやすいというのも、瞬発力の表れとも言えるかもしれません。

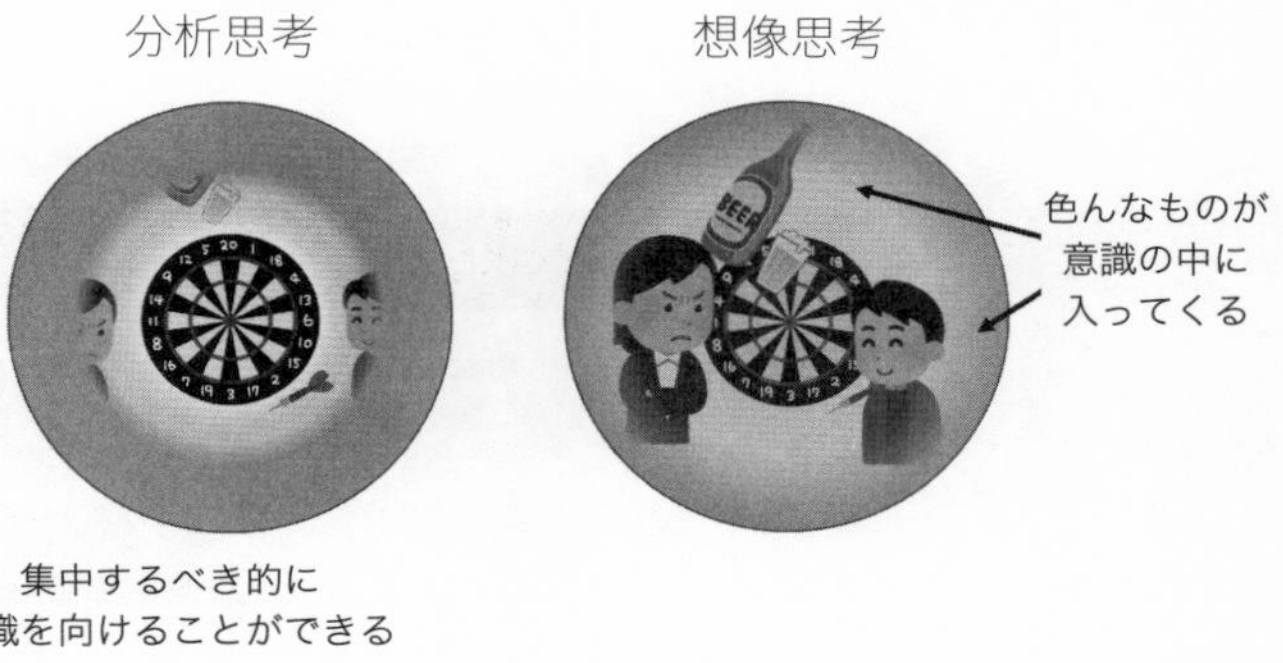
分析思考
想像思考
色んなものが
意識の中に
入ってくる
集中するべき的に
意識を向けることができる

一方、分析思考の人が得意とするのは、ダーツや弓道といったコントロール系のスポーツだと推測できます。上のイメージのとおり、余計なことが頭に入らず、狙うべき的に意識を集中することができるためです。この場合、想像思考の人は、色んなことが想像として頭に浮かぶことが逆に集中力を阻害し、本来の的からそれてしまいます。実際にＡＤＨＤの人の「じっとしていることが苦手」「体のバランス感覚への影響」という一般的特徴からも、筋が通ります。

勉強と運動タイプの関係

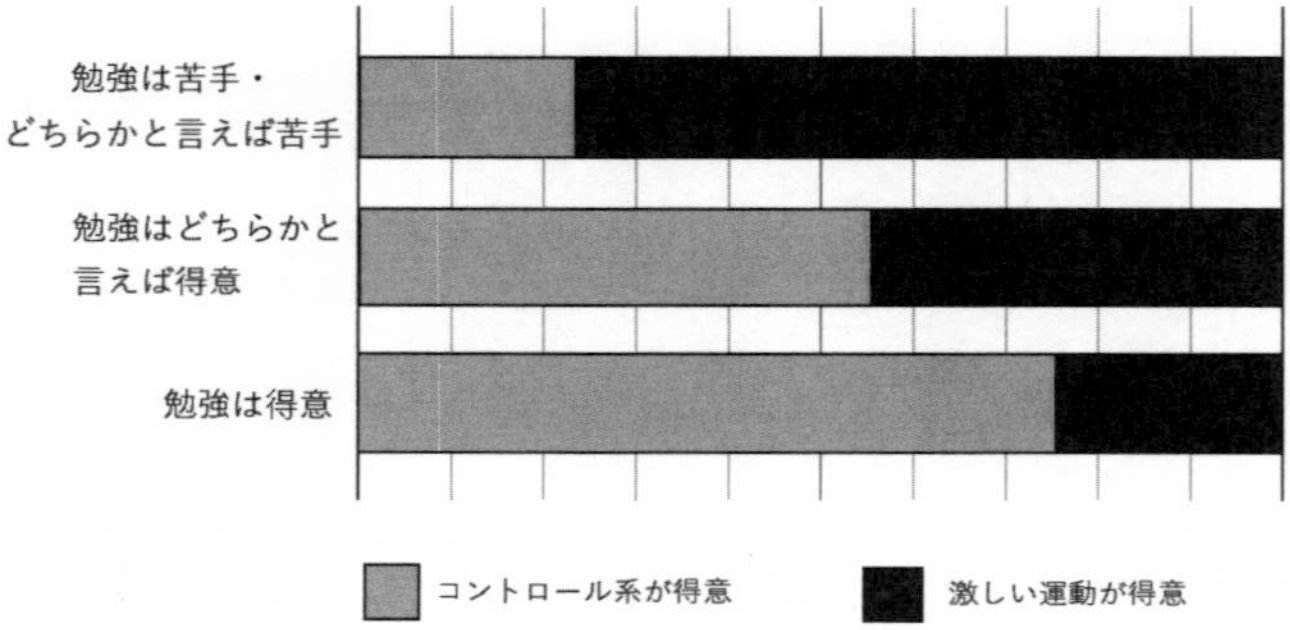

運動タイプと学習能力

分析思考のほうが集中力が高いことから学習能力（学校での勉強）が高くなりやすいという前提のもと、勉強の得意不得意と運動神経の関係を調査した結果が上の図の通りです。

この通り、勉強が得意な人はコントロール系が得意で、勉強が苦手な人は激しい運動が得意という傾向が明らかに表れました。

そして私は、いくつかの体質・傾向から統計を取る中で、運動のタイプが一番分析思考・想像思考の基準になりやすいのではないかと考えました。勉強の得意不得意やその他の行動パターン・物事への好みといったものは、育った家庭や人間関係などの環境要因が大きく影響します。一方で、運動のタイプ（コントロール系の運動or激しい運動）は、環境要因の影響が少なく、持って生まれた体質がそのまま維持されるという意味でも発達障害傾向という視点に合致しやすく、分析思考と想像思考の大きな基準になる可能性があります。

運動タイプと共感力

そこで、再び運動タイプ別を基準として、共感力（ふざけ合って笑い合う）との関係を

共感（ふざけ合って笑い合う事の多さ）と運動タイプの関係

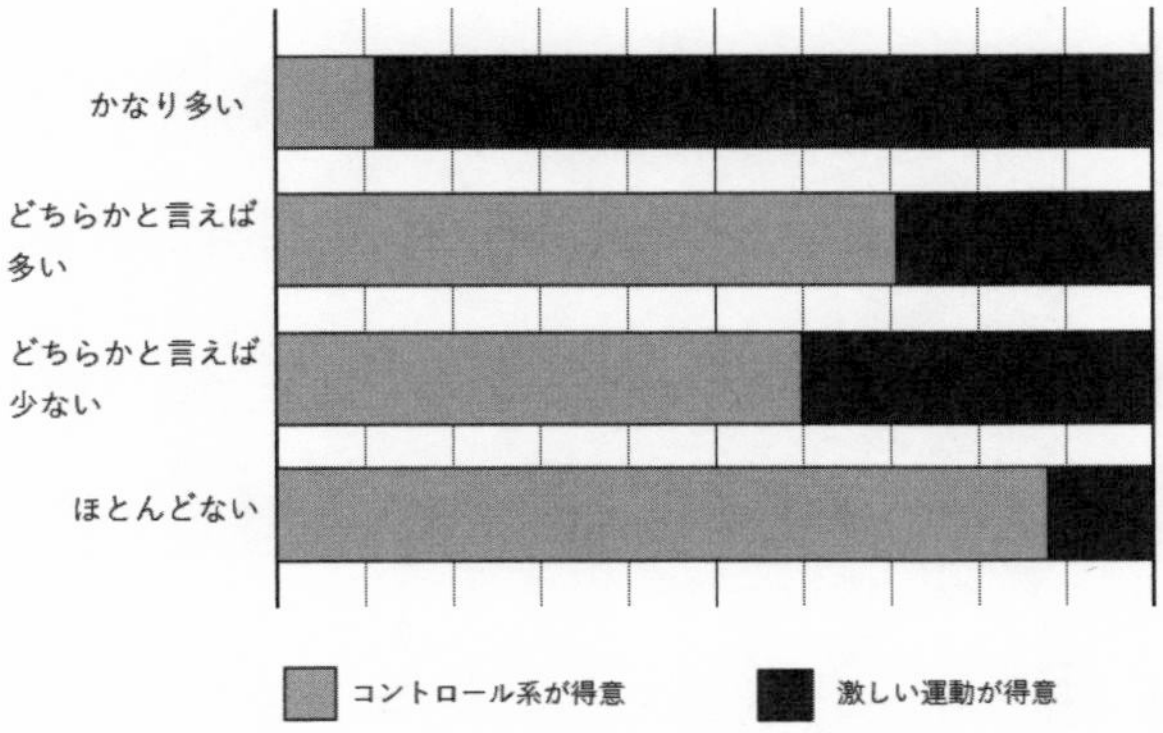
かなり多い
どちらかと言えば多い
どちらかと言えば少ない
ほとんどない
コントロール系が得意
激しい運動が得意

調べました。「ふざけ合って笑い合う」というのは、想像力（ユーモア）と共感力が必要で、想像思考（ＡＤＨＤ）の人が自然と多くなるという前提です。結果は前ページの表の通りです。

全体としてのばらつきはありますが、ふざけ合って笑い合うことがかなり多い人は、激しい運動が得意となり、ＡＤＨＤ傾向を示しているように思えます。

運動タイプと世の中への意見

この調査には、分析思考と想像思考という仮説の裏付けのほか、もう一つの重要な目的があります。もし本書の考え方が成り立てば、学力を基準にした世の中の考え方が大きく変わってくる可能性があります。特に政治・行政・学者などの社会の仕組み・制度設計を担う人達が、分析思考に偏りすぎているのではないかということが考えられ、想像力がうまく働いていないということが言えます。そうなれば、一般市民

世間に変化を求める気持ちと運動タイプの関係

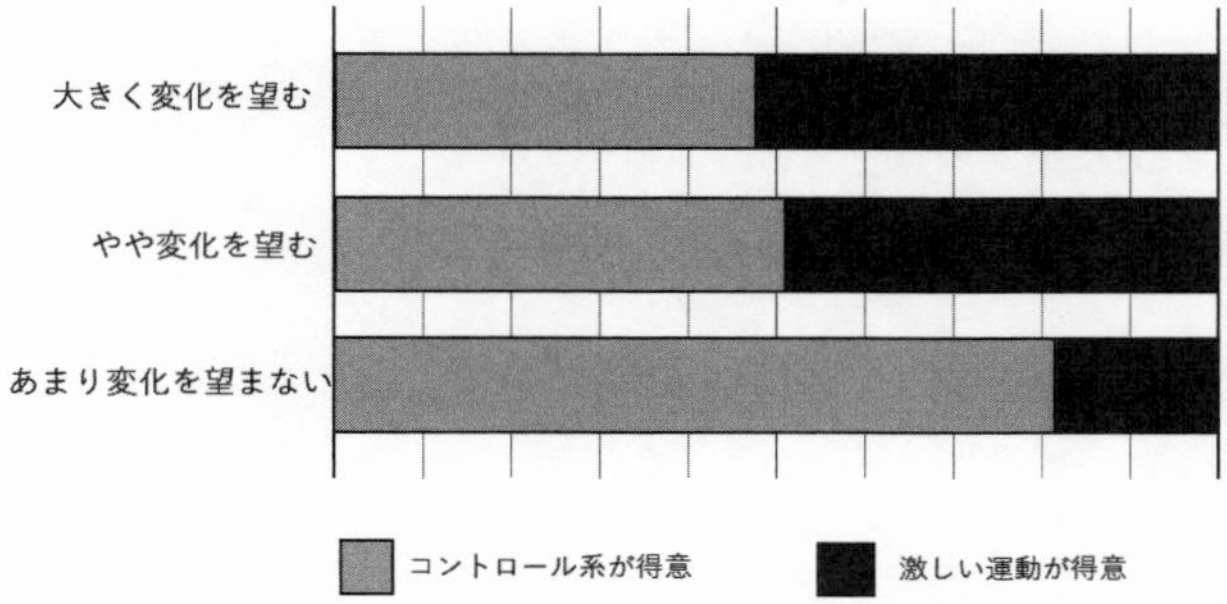

の「もっとこうすればいいのに」といった感覚が伝わらない原因が見えてくる可能性があります。

影響力を持つ人たちが、「自分たちには何かわからないことがあるのではないか」「共感力・アイデア・発想力が少ないのではないか」という感覚を認識するだけで、社会を変える大きな一歩になる可能性を秘めています。

そこで私は、世の中に対する自由意見に着目しました。世の中に変化を求める人と、比較的現状維持を臨む人という観点での集計です。政治・行政・学問に携わる人は「大きく変化を求める」とはならないと予想されます。

理由としては、①実際に変える権限を持っていること、②給料や安定など、個人の視点から変化を求める心理が少ないことの二点です。（なお、本調査はインターネット調査であり、職業には偏りがあるため、あくまで傾向の調査となります。）

この通り、変化を望まない人に分析思考（コントロール系が得意）が多いということがわかります。以上のことから、以下の問題提起が成り立ちます。

① 発達障害の傾向はだれもが持っている。
② 自閉傾向（分析思考）よりもＡＤＨＤ傾向（想像思考）のほうが想像力・アイデア力に優れている。
③ 運動タイプ・勉強の得意不得意などから、社会の上層部には分析思考（自閉傾向）が多いという推定が成り立つ。
④ つまり、社会の上層部よりも一般市民のほうが共感力・アイデア・想像力に長けている可能性がある。
⑤ 以上のことを社会の上層部の人が理解するだけで、世間の意見に耳を傾けると

いう視点が生まれ、世の中の改善につながる可能性がある。

以上の通り、それぞれの体質の認識により、社会の問題の解決に一石を投じる可能性があり、見過ごされてきた才能の発掘にもつながるのではないかと私は考えています。

※前記の調査は、インターネットサイト「クラウドワークス」のアンケート機能により令和三年十一月〜十二月にかけて実施。調査対象一〇〇人。

第3章

当事者研究による発達障害対策

第1節 ● 発達障害対策の全体像

ここでは、当事者としての研究・経験に基づいた発達障害対策の全体像について触れたいと思います。分析思考と想像思考という区分に囚われすぎることは避けたいですが、あくまで対策の第一歩としての自分の傾向を考えた上で、概ね以下のイメージで考えていただければと思います。

ＡＤＨＤ（想像思考）＝悩みが多岐に渡るため、それぞれに応じた具体的な対策が必要

自閉傾向（分析思考）＝心・感じ方の理解で思い込みや勘違いを減らすこと

ＡＤＨＤ（想像思考）の場合は、物忘れ、集中力、失くし物、落ち着きがない、衝動的（怒りっぽい、衝動買い）、不眠など、それぞれの体質に応じて多くの症状が挙げられます。これは、〝才能〟について考えればわかりやすいのですが、想像思考の場合は、作曲、物語を考える、アイデア力など多岐にわたるように、生活への支障の出方も人それぞれというものです。本書の円形イメージによる説明では、分析思考の思考領域は円の中央部にあり、症状がある程度限定される反面、想像思考の場合は円形の外側であることから、症状や才能の種類・範囲が広くなるというイメージです。なお、過敏や特定のことへの拘りといった症状については、分析思考・想像思考という概念に囚われる必要はないと思います。

子育てについて

発達障害の悩みの多くは、子育てについての悩みかもしれません。しかし、本書では、子育てに特化した記述は控えています。理由としては、まずは大人（親や教師）が〝自分の体質を把握すること〟が重要だと考えるからです。全員が程度の問題として持っているという視点に立てば、「自分は大丈夫」という前提で見るよりも、自分の中に（自分独自の）似たような性質を見つけ出して、それを子供に置き換えるような形で心境を共有し、和らげるということがベストだと考えます。何より切り離して、「あなたは」という視点で考えてしまっては、子供との間で見えないハードルを設けており、かえってストレスをつくることになりかねません。生きづらさにつながる体質の根源はストレスです。物忘れなども、悩みやストレスを抱えている時なら誰もがあることです。

たとえば、落ち着きがなくじっとしていないという状況についても、自分がそうなる時の感覚を想像してみるのです。仮に分析思考（自閉傾向）の人でも、じっとしているのが苦痛に感じられる時はあるはずです。すべての体質は必ずすべての人の中に見つけ出すことができます。そのような状況から、子供の心理を想像し、理解することが重要です。

同じように、何か特定のことの拘りや、感覚過敏・苦手意識にしても、自分のそれを見つけ出して、どうやったら和らぐかを考えるのです。

深く掘り下げれば、いろんな子育て独自の問題点もあるのですが、社会全体の問題と併せて記述が増えてしまうため、詳しくは別で機会があればと考えています。

〝治す〟ではなく〝改善〟を目指す

発達障害は、人の個性であり才能でもあるため、そもそもその性質をなくすという考え方は必要ないと思います。事実、全員に程度の問題として備わっているのであれば、世の中で活躍する人達は、この体質がちょうどいい具合に発揮されている状況とも言えるのです。その上で、マイナス要素に思える部分も気にならない程度まで和らげるくらいを目指すのが良いと思います。マイナスに感じられるからと言って、ゼロにしようとすれば、自分らしさを失い、同時に本来才能として活かせる場面でも発揮がされないことになるのです。

全体の底上げ

たとえば、ある人の能力の偏りを簡単なグラフにしてみます。次のグラフは、想像思考（ＡＤＨＤ）タイプでアイデア力があるが、コミュニケーション力などに障害が出ているケースです。

このような〝偏り〟を治すと言われたら、下図のような平均化されるイメージを持たれやすいのではないでしょうか。

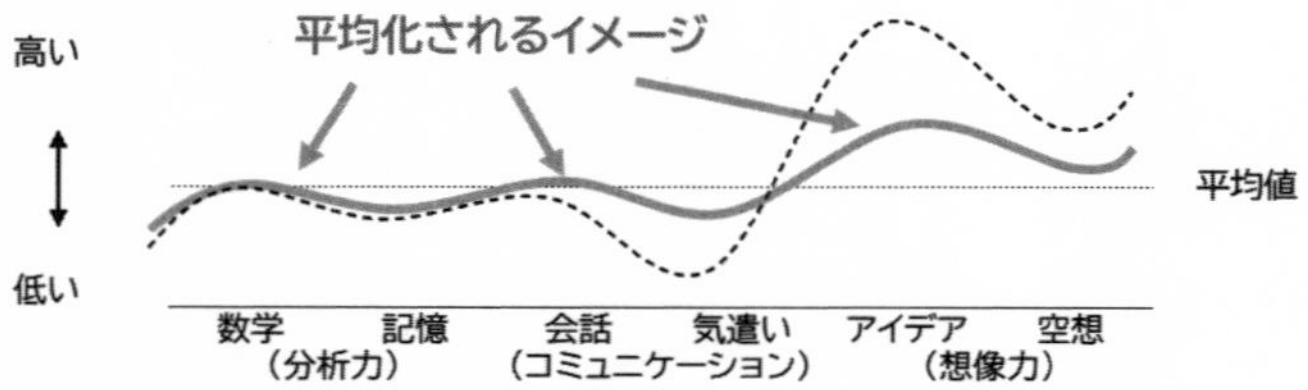

しかし、私は〝偏り〟そのものを治すことは非常に困難（ほぼ不可能）だと考えます。発達障害は先天的（構造的）に持って生まれたものであり、精神障害と違って一時的な症状ではありません。また、本来の才能を損なわないためにも、下の図のように偏りを治すというよりは得意分野を伸ばすことに集中するほうが良いでしょう。得意分野の開花で自信・劣等感の軽減ができればストレスが減り、結果的には苦手なことも含めて全体が底上げされることを期待できます。

この場合、ポイントになるのが、一番苦手なことの改善を平均まで目指さないことです。下の図で言

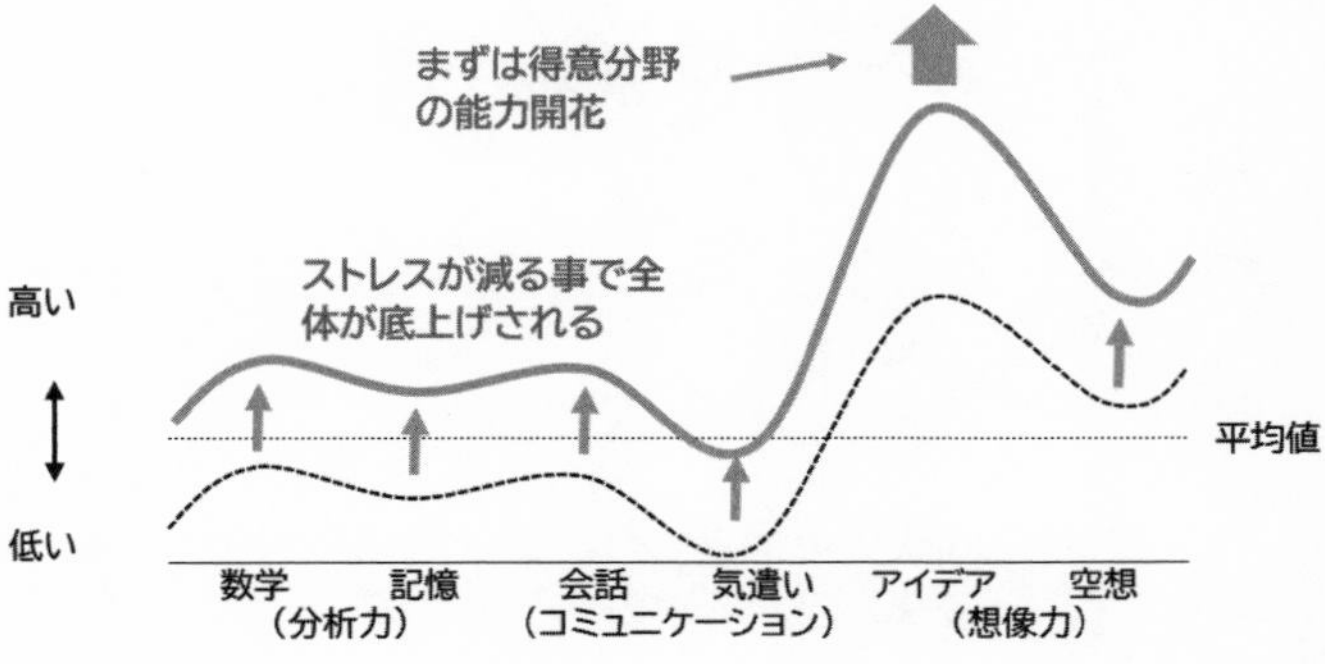
まずは得意分野の能力開花
ストレスが減る事で全体が底上げされる
高い
低い
平均値
数学（分析力）
記憶
会話
気遣い（コミュニケーション）
アイデア
空想（想像力）

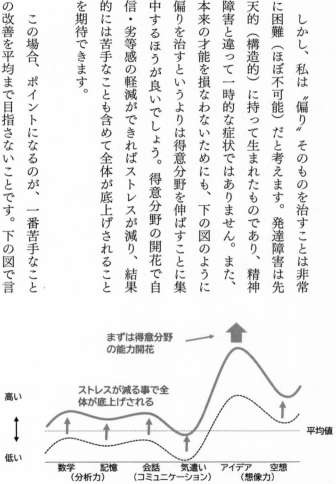

えば、〝気遣い〟は平均までは上がらないイメージです。苦手なことは、支障にならない程度に〝苦手なまま〟でいるほうが自分らしさを失わず、特性や才能の開花につながりやすいと考えます。

知った上でそのままでいる

自分の欠点をなくそうとすることは、大きな落とし穴です。それは才能を同時になくしている可能性もあります。自分の特性を知った上で、そのままでいることが何よりも重要と言えます。自分の特性を客観的に知るだけで、自然とある程度の抑制はされます。その上で「そのままでいい」という考えることでストレスが軽減され、欠点・苦手の底上げになると考えます。

　欠点を無理やりなくそうとすることは、〝得意・才能も抑える〟かつ〝ストレス増加〟と思ったほうが良いでしょう。少し時間はかかっても、自分らしく気楽にいることが重要です。

すべてのものが二面性を持っている

人の体質は、障害と言われるものも含めて、すべてのことに二面性があります。マイナス面に囚われることなく、自分の個性を発揮するには、プラス面を見つけることが重要です。

また、社会的にも発達障害の理解が進めば、個性が重視される時代が予想されます。簡単な考え方を下の表にまとめましたので、参考にしていただければと思います。

悩み	裏を返せばプラスになっている
衝動的・怒りっぽい	自由な発想と行動力
勉強・仕事に集中できない	興味の偏りが原因であり他に得意分野があると考えられる
不注意・細かいことが苦手	関係のないことに意識が飛んで行く　⇒自由な発想・アイデア力がある
空想癖	想像力が豊か
空気・心が読めない（ADHD）	全体を広く把握する能力になっている
空気・心が読めない（自閉傾向）	特定のことへの分析力・集中力になっている
想像力が弱い	分析力・記憶力が強い（加えて想像力は伸ばすことができる）

私の〝そのまま〟

私の場合、生まれ持った体質として人との距離感を掴むことが苦手です。たとえば、人に何かをしてもらった時、普通の人ならお礼やお返しをするべきと感じる場面で、その感覚がよくわかりません。開き直りのように思われるかもしれませんが、今では治そうとも思っていません。自分で自分の特性を知った上でそのままにしているのです。こうした現状で、何かに困るということは感じていません。むしろストレスがない分、気楽な接し方ができるようになり、結果的にだれも私の対応に冷たくはしないのです。「悪意はないんだな」「そんな感じの人なんだな」といった感じでしょう。

たとえば、誕生日プレゼントをくれた人に対し、私は誕生日プレゼントを返すことはありません。これを聞いたら、多くの人は首を傾げるかもしれませんね。さすがにそれはお返しをするのが常識だろうと――。（余談ですが、プレゼントは、お返しを求めてやるものでもないのではないか？　という思いも本音としてはあります。）

ただ、この行動で私は孤立していったかといえば、決してそんなことはありません。わかっているなら治すべきと思う人が多いかもしれませんが、私はむしろその考え方にマイナスとなる落とし穴があるのではないか、と推測します。

むしろ、自分の体質を治そうとしていた時は、自分に自信がなく、いつも緊張にさらされ、それが人に伝わることで結果的に人間関係もうまくいかないことばかりでした。これは、〝お礼をする〟ということと直接的には関係ないように思えるからこそ、根の深い問題なのだと考えます。ありのままの自分を否定することが、見えないところで実は問題をつくり続けていたと今では考えています。マイナスだからと無理に変えようとすれば、心理面に影響し続けて、普段のポジティブな行動さえも疎外してしまっているのです。

プラスであること

重要なことはここからです。前記の例で、〝ありのまま〟の私は、損をしないどころかプラスになっているような感覚さえあるのです。私のこの体質は、一見全く役に立たないように思われるかもしれませんが、意外とそうでもないのです。この体質は、裏を返せば、私自身が誰かに見返りを求めることもないということなのです。

私は、仕事でも私生活でも、誰かに協力的なことをしても、相手に見返りは求めません。相手が素っ気なくてもＯＫなくらいです。通常の感覚なら、少しマイナスな気持ちになり、あらゆる行動にブレーキがかかるでしょう。

見返りを求めない私の行動に対し、相手は少し拍子抜けするような反応が多いように感じますが、しばらくするとそれが私のシンプルな行動パターンであることを理解し、警戒感などはむしろ解けていきます。

こうした体質をそのままにしているおかげで、人も私にオープンな対応をしてくれているような気もしますし、仕事もスムーズに進めることができるようになったと感じています。私のポジティブな感覚が相手に伝わり、相手から私への対応もポジティブなものに変えているのです。自分を変えようとしていた昔に比べて、様々なことを上手にやれるようになっていると考えています。

私が、この体質を気にして「お礼」や「お返し」にこだわってしまえば、自分自身にストレスを感じたうえで、人にもそれを求めてしまうでしょう。色んなことを考えて気楽さを失い、自分のいい部分が疎外されるのです。

結局のところ、すべてのことが二面性を持っていて、「ありのまま」の「気楽」な自分でいれば本当は悪いことなどないということです。あなた自身、自分の特性に悩みをもっているかもしれませんが、「お礼が苦手」という性格さえプラスに変える人がいることをご理解いただきたいのです。

人付き合いで多少の摩擦はむしろ人として健全なことであり、細かい反応に敏感になって自分の行動を変えてしまうことが、かえって広い意味で問題を抱える結果になってしまうのです。細かい反応は受け流し、ありのままの自分をキープすることが重要なのだと私は考えます。

「ありのままの自分」とは？

それでは、ありのままの自分とはなんでしょうか。意外とこれを難しく考える人が多いように思います。特に、自分の中の理想を「ありのまま」ということにしてしまう人がいます。しかし、〝理想〟と〝ありのまま〟は同じではありません。ありのままを理解するたとえとしては、実家で過ごす自分、特に10歳前後を思い浮かべるといいでしょう。何にも気を遣わずにいる時の自分を想像してみてください。

その自分は嫌だと考える人もいるかもしれませんが、実際にその振る舞いに慣れてくれば、意外とそうでもないのです。それは、言い換えるなら〝落ち着き〟とも言えるでしょう。自分らしく、落ち着いている人は、とても魅力的に思えるものです。

また、不思議なことに、〝自分らしく〟ができれば、自然と理想も得やすくなります。そのためにも、まずは〝ありのままの自分〟でいられることが重要です。

第2節 感覚の強化によるストレスの軽減

発達障害は本来個性ですが、みんなに同じことが求められる傾向が強い現代社会では、悩みを抱えることが多く、独特の空想体質と相まって考えごと（思考）の中に埋もれていき、抜け出せないという悪循環が問題になります。その対策としては、〝感覚の喜び〟を増やしていくことが重要です。

感覚と自動思考（考えごと）の関係

感覚と思考は〝対〟の関係にあると考えます。意図せずに、何かをきっかけに頭に思い浮かぶ考えごとを、自動思考と言います。感覚の喜びが増えれば、自動思考（考えごと）は減っていきます。逆に、自動思考（考えごと）が増えれば感覚の喜びは減少します。問題は、自動思考（考えごと）が過剰になると、自然と〝悩みごと〟が増えてしまうということです。「悩み＝考えごと」と言えるからです。

発達障害とは、独特の思考・興味を持っていることで、自動思考（考えごと）の割合が高くなりやすいため、感覚の喜びを増やす考え方で大きく改善が見込まれます。

判断の基準

自分の感覚と自動思考（考えごと）のバランスを知ろうと思えば、ごはんを食べる時が良い基準になると思います。ごはんは一日の中でも最も感覚として喜びを感じる時です。ごはんを味わう以外の〝考えごと〟をしている割合を見ることで、おおよその感覚対思考の割合が見えてきます。特に、発達障害の傾向というのは、独自の思考が多いということであり、自動思考（考えごと）がネガティブを伴って増えてしまえば、ごはん以外にも生活の中での感覚の喜び（お風呂の気持ち良さ、運動の爽快感など）が減少してしまう危険性があります。

いつも〝今〟にいる

心のケアの一つの方法として、マインドフルネスというものがあります。考えごとをなくして、今を意識するということです。しかし、それができずに困っているのが発達障害の本音とも言えます。マインドフルネスの実践では、たとえば瞑想がいいとされますが、発達障害（特に想像思考）の傾向では「何も考えない」ことがそもそも体質的に難しいのです。無理やり瞑想しようとすると、かえってストレスを生むことにもなりかねません。

それを解決するのが〝感覚の喜び〟だと私は考えます。ごはんを食べる時は、五臓六腑に染み渡る感覚、お風呂に入るときはお湯の温もり、マッサージの気持ち良さ、ランニングでの爽快感、すべてを感覚として明確に意識して喜びを感じながら行うことです。それができれば、〝今〟にいる時間は自然と増えていきます。

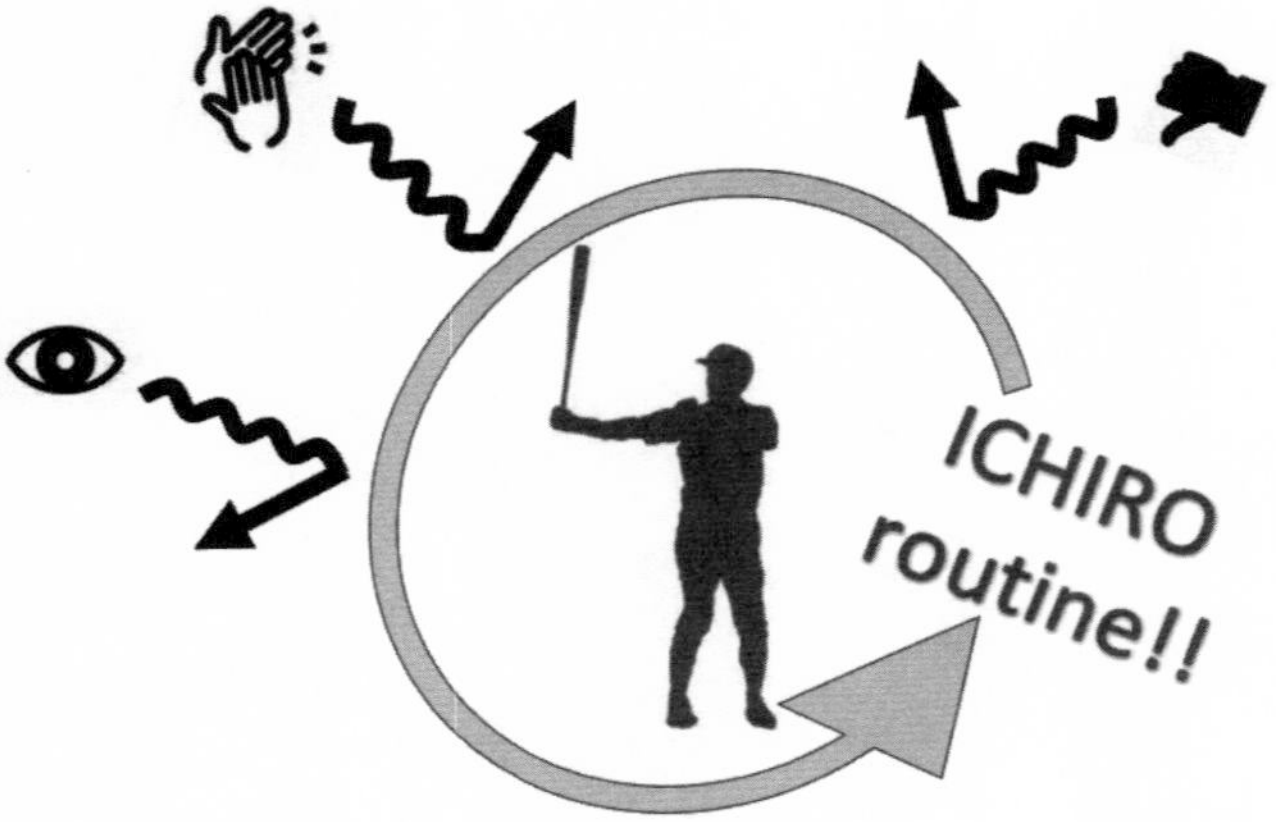

ルーティーンを持とう

感覚の喜びを習慣にする時、その動作をルーティーン化することで、より効果が高まる可能性があります。人の体は、いつも通りであることに自然と安心するようにできているからです。上の図は、イチロー選手がバッターボックスに立つとき、自分のルーティーンで周りからの情報をシャットアウトするようなイメージです。

たとえば、スピーチの前などに自分なりの決まった仕草をする方法もありますし、一日のスケジュールでも、ごはんは決まった時間に食べるとか、同じ時間に朝日を浴びるなど、感覚の喜びを毎日同じタイミングで繰り返すことで、体が安心を得て自然と外部からの情報に強くなるということが考えられます。次の図は、一日のうちの気分を輪っかにたとえてイメージしたものです。

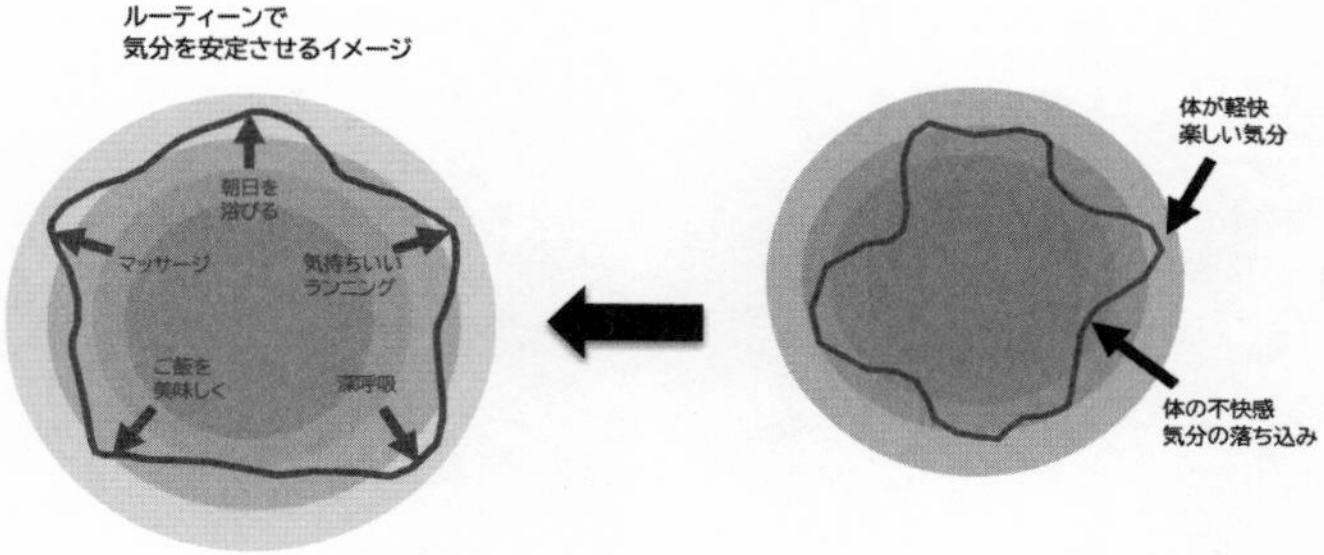
ルーティーンで
気分を安定させるイメージ
朝日を
浴びる
マッサージ
気持ちいい
ランニング
ご飯を
美味しく
深呼吸
体が軽快
楽しい気分
体の不快感
気分の落ち込み

このように、気分の輪はどこかが大きく盛り上がると別のところが凹みやすくなります。喜びが大きいほど悲しみやストレスも大きくなるということは理論的にも言えますし、医学的にも躁うつ病などから読み取ることができます。自分の落ち着くルーティーンやリズムは、心を安定させる効果が想像できます。

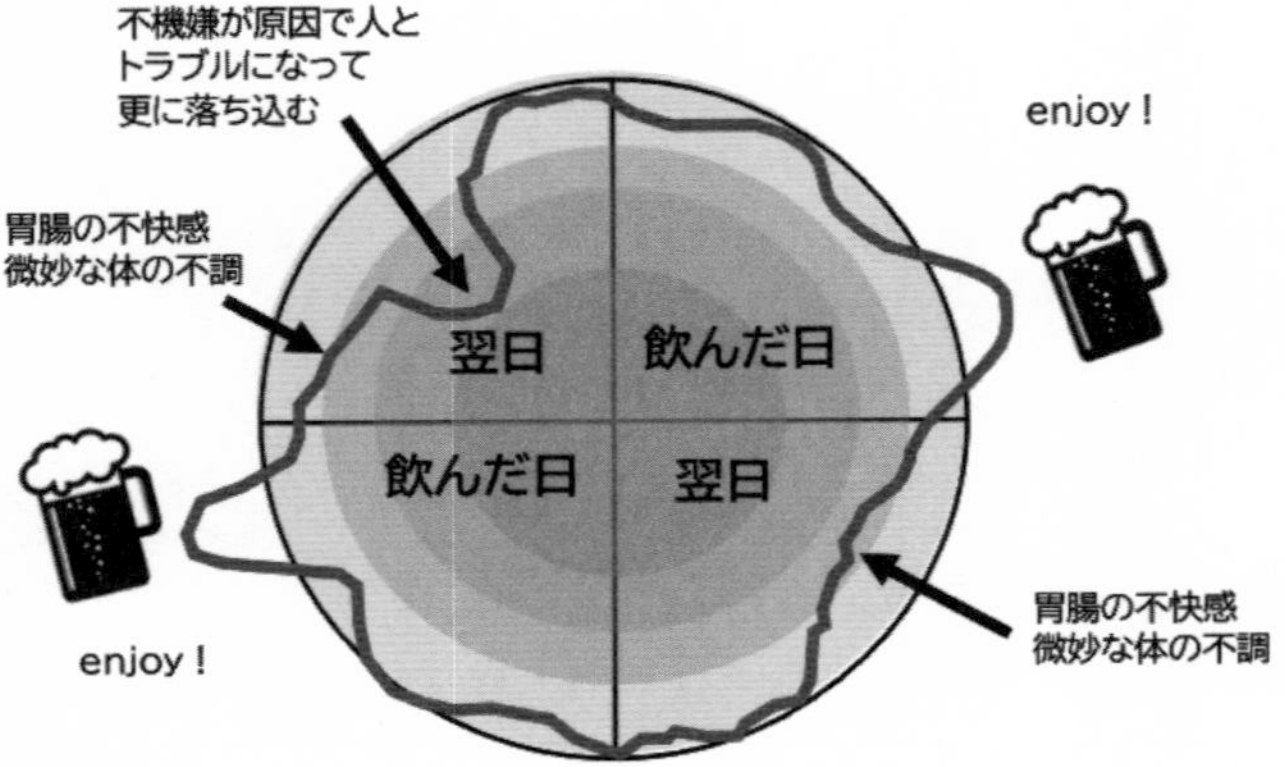
不機嫌が原因で人と
トラブルになって
更に落ち込む
enjoy！
胃腸の不快感
微妙な体の不調
翌日
飲んだ日
飲んだ日
翌日
enjoy！
胃腸の不快感
微妙な体の不調

お酒やタバコは感覚の喜びを弱めている？

感覚の喜びを疎外する大きな原因に、お酒やたばこがあります。これらは気持ち良さの前借りであり、後に体の微妙な不快感をもたらしています。場合によっては、その不快感から普段なら起きない対人トラブルにつながっている可能性も否定できません。

本来、外の空気を気持ちよく感じるはずのものが、微妙な不快感で阻害されてしまうのです。お酒に体が強くなることはないと医学的に言われています。昔よりも飲めるようになっているとすれば、それは脳が麻痺していることになります。やめる必要はないにしても、本来のお酒の弱さに戻れば、感覚の喜びが復活していくのではないかと私は考えます。

発達障害は、成長とともにある程度和らぎます。しかし、大人になって改善されるものをお酒やたばこまたは必要以上の快楽が妨げている可能性も十分に考えられます。ただし、すべてはストレス軽減のためのものであり、減らそうとすることでストレスになるなら本末転倒とも言えます。お酒を飲みたいなら、せめて五臓六腑に染みわたるような〝感覚の喜び〟を感じることをお勧めします。それだけでも対策にはなると考えられます。何ごとも無理のないように、もしできることなら減らす（またはやめる）という程度の考え方がいいと思われます。

上を向いて歩こう

外出しようと玄関を出た時、外の空気を気持ちいいと感じられているでしょうか。広く問題を捉えた時、普段の何気ない状況の違いを考えることこそ重要と言えます。

悩みごとに支配されて感覚の喜びが少なくなると、ちょっとした環境の変化の喜びを感じることができなくなっているのです。外に出たら、まずは空を見上げることです。自動思考（考えごと）に支配された人は、いつもうつむき加減で、その視線角度を保って外にでます。外は本来、どんな天気、どんな風景であろうと気持ちがいい場所なのです。晴れていればなおさらです。外に出たら、まずは空を見上げる習慣を持つことが重要です。「感覚で喜びを感じる重要性」をいつも思い出すことができるようになれば、まるで子供心のような好奇心がわいてきます。子供が小鳥に反応して喜ぶように、大人でも鳥に反応して喜んでいいのです。「鳥がどうかしたのか」と問われると答えに困るのですが、とにかくそういうことなのです。感覚の喜びが戻ってくれば、人は自然と上を向いて歩くようになります。

風の音さえ鮮明に気持ちよく

大人になれば、幼少期と違って様々なストレスにさらされることになります。子供の頃に感じた感覚を取り戻すことができれば、なんでもないような風の音さえ気持ちよく思えることがあり得ます。感覚過敏は不快感を伴って音が大きく聞こえることを言いますが、「感覚の喜び」では、音は気持ちよく鮮明に聞こえるのです。

私の場合は、多くのストレスを減らし毎日酒を飲む状況をなくしたことで、時間はかかりましたが、子供の頃感じていた感覚の喜びを、それなりに取り戻すことができたと感じています。その上で、お酒やたばこに加えて、人それぞれのストレスにつながりやすい思考を減らすことがポイントになると考えます。現代社会は「何もしない」ということが難しく、常にテレビやネットの情報で頭を満たしてしまいます。これらの情報はさらに様々な連想・思考を呼び起こし、体が本来持っている「感覚の喜び」から遠ざけてしまいます。マイナスにつながるような考えごとの割合は減らしていくことが正解だと考えます。感覚の喜びが復活すれば、風の音を楽しむことができるようになるのです。

一番シンプルな幸福論

たとえば、海外旅行をしたら見慣れない景色が新鮮で感動しますよね。逆に考えれば、海外の人が日本に来ても新鮮で感動するでしょう。本当は、日本の何気ない景色でも感動するということはあり得るのです。車を買っても、少し時間が経てば、そこにあることが当然となり、〝ありがたみ〟を忘れてしまいます。〝ありがたみ〟はすぐに脳内から消えてしまいます。しかし、意識的に思い出すことはできるのです。たとえば、視力を失った人が回復したときを想像すると景色すべてがありがたいものになるでしょう。試しに、今自分がいる風景を改めて見渡してみてください。頭の中を静かに、体の力を抜いて目を少し開けるように視界を広げます。自然の風景があるなら気持ち良さを、人工的な風景ならデザインの鮮やかさを、光、音、風、ソファの感触……どんな風景や感触も本当は感動的なものであり、感覚の喜びはすぐに取り戻せます。幸福とは単にこれの繰り返しなのです。

〝こだわり〟が消えていく

発達障害の人は、独自のこだわりを持っていると言われます。私の推測では、様々な感覚過敏や独自の思考が多いため、たとえば何か嫌な状況を避けるとか、自分の好む状況をつくりたい気持ちが強く、それが行動に現れているのではないかと考えます。治さないといけないかと言えば微妙ですが、減ることで心が軽減されるのであれば、それも一つの手段だと考えられます。対策はストレス軽減であり、感覚の喜びの強化が有効的な方法の一つと言えます。風が気持ちいいとか、星空が綺麗だというように、感覚の喜びはだれでも共通のものであり、それらに幸福を見いだせれば相対的に自分特有の〝こだわり〟は減っていくと私は考えます。

空想の中に入っていかないように

ストレスを伴いながら自動思考（考えごと）の中に埋もれてしまうのは、とても危険なことです。特に想像思考タイプは自動思考（考えごと）が多いと言えます。思考や空想が多いこと自体は悪いことではないのです。しかし、ストレスを日々溜めながら考えごとが増えるというのは、考えごとの中でストレス発散までできてしまいます。たとえば、何かの失敗があって、周りの人から笑われたという経験をしたとします。ショックでネガティブなことを考えてしまうと、逆に周りを見返してやりたい気持ちになるでしょう。それは、思考（考えごと）の中でその出来事をつくることができてしまうから厄介なのです。

思考（考えごと）の中に幸福をつくることが増えてしまうと、ますます現実からは遠ざかってしまいます。それが世間的に言われる二次障害としての精神障害の原因の一つなのではないかと私は考えます。

また、この話も想像思考タイプだけに限りません。分析思考タイプにおいても、前述の通り「疎外感」の感じやすさから、同じことに陥る可能性を秘めています。マイナス要素を深めないためにも「感覚の喜び」を増やして、ストレスを一定程度まで減らすことが重要だと考えます。

第3節 ● 想像思考の対策

思考のインフレーション

トップクラスのADHD体質である私自身が、ADHD（想像思考）が抱える体質を説明する際には、〝思考のインフレーション〟という言葉をよく使います。ADHDの悩みは多岐にわたりますが、考えごとをしだすと止まらなくなり、脳内が加熱されるような感覚が多くの悩みの原因だと思えるのです。

たとえば、睡眠障害の原因の一つがこの思考のインフレーションによるものと考えられます。概日リズム障害とも言われ、一日のサイクルが合わないという症状です。通常の人なら、夜に眠気を迎える時、〝考えごと〟の多いＡＤＨＤ（想像思考）の人は少しずつ考えごとで脳内が加熱され、本来眠るべき時間帯に覚醒していくというものです。また、ＡＤＨＤは急な方向転換ができないという意味で巨大タンカーに例えられることがあり、脳内の切り替えが難しいということが一般的に言われることも、この説明で体感的に納得が得られるのではないかと思います。睡眠から覚醒にも、覚醒から睡眠にも時間がかかるのです。

私の場合は、対策として額に貼る冷却シートなどを活用しています。就寝前は当然有効ですが、何かに集中したい時も額を冷やすことで大きく改善されていると実感しています。また、就寝前は、家族との会話や友人との楽しい電話で、自分の意識（考えごと）に籠ることを減らしていく、などが有効だと思います。

さらに、ＡＤＨＤの衝動タイプはこの〝思考のインフレーション〟が急激に起きるというイメージであり、医学用語で言えば「急性・慢性」の違いのような捉え方ができると思います。

空想体質はむしろ活かす

前節では、自動思考（考えごと）を減らすことを述べましたが、想像思考タイプの空想体質については、本来、生きる上で武器になるものです。空想体質だからこその苦労（集中力への影響や物忘れなど）に苦しむ人はいると思いますが、それ自体を完全になくすことは不可能です。そのため、マイナス思考の考えごとは減らしつつ、プラスの思考を増やすことで空想体質を逆手にとることもポイントになります。想像力タイプ（ＡＤＨＤ傾向）の人は、特にストレスに影響を受けやすい可能性があります。勉強などでネガティブになるかもしれませんが、全体としてストレスを減らせば、空想の力を悪い思考から良い思考に繋げることが可能と考えます。

イメージとしては次ページの図の通りです。

私はこの体質がとても強く、その対策として記録をつけることを実践しました。日記のようなかたちで、一日のうちにマイナス思考（悩みやストレス）に捉われた時間がおおよそどのくらいあったかを記録していきました。そして、それが定着していくうちに、マイナス思考に陥った時に気づいて、頭を切り替えるということもある程度できるようになりました。

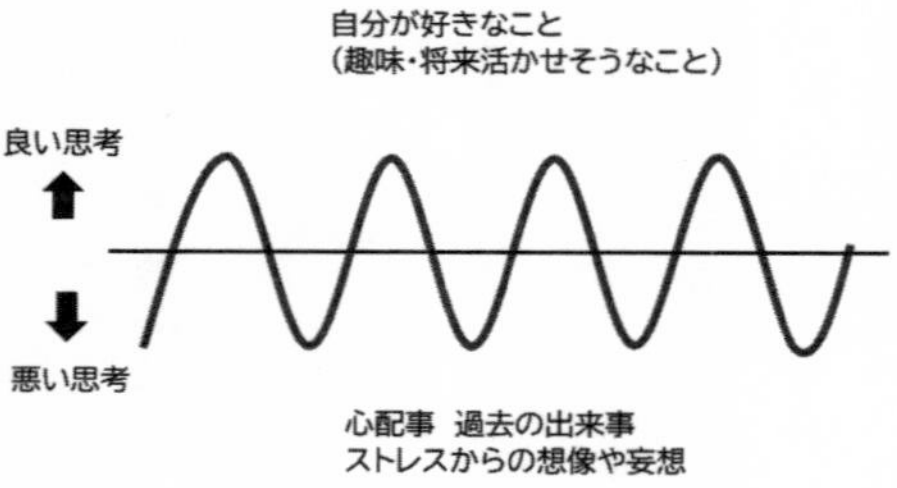
自分が好きなこと
（趣味・将来活かせそうなこと）
良い思考
悪い思考
心配事　過去の出来事
ストレスからの想像や妄想

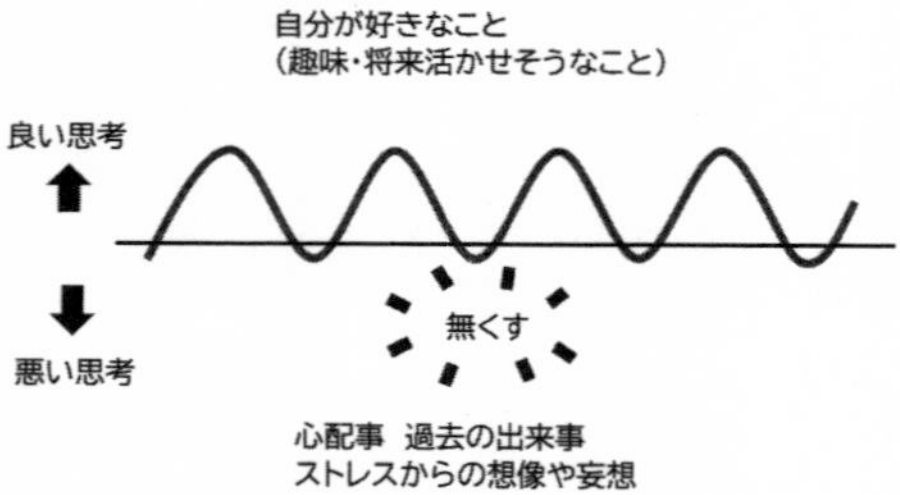
自分が好きなこと
（趣味・将来活かせそうなこと）
良い思考
無くす
悪い思考
心配事　過去の出来事
ストレスからの想像や妄想

　マイナス思考を減らして自分の特有の興味を役立てる思考を増やすことで、本書のような発達障害の研究につながりました。私の場合は、活かせる興味が発達障害だったということですが、これは人それぞれで、自分が自然とポジティブな気分で考えることができる興味を見つけるということが重要です。

活かせる興味を探す

興味があることと言えば、どうしてもゲームとか漫画といったポップカルチャーを思い浮かべるでしょう。当然、その分野で才能を発揮できればそれもいいでしょうが、あまりに他の人と被る分野であり、少し広げながら考えるほうがいいと言えます。発達障害傾向の興味は一つに限りません。探せば新たな興味は必ず現れます。ただ、そのきっかけとしてゲームや漫画から連想していくことは有効だと言えます。たとえば、好きなゲームでも三国志のような歴史ものが好きなら、そこから歴史探索にチャレンジしてみたり、パズルゲームが好きなら、似たような算数・数学にチャレンジしてみたり、自然と気が向く方向に広げるような感覚がいいと思います。ゲームや漫画・アニメは役に立たないと切り捨てるのではなく、興味・才能へのステップと捉えるのです。また、色んな経験から巡り巡って興味のなかったことに興味が湧くということも十分にあります。いずれにしても、義務的に取り組む勉強や仕事とは別に、自分特有の興味を広げるということが重要ではないかと思います。

アイデア帳

想像力を活かすのであれば、アイデア帳を持ち歩くことをお勧めします。いつどんな時でも、思いついたことを記録し続けるのです。その蓄積は、すぐに役に立つものではなくてもいつか大きな助けになる可能性を秘めていると考えられます。

私のお勧めは、今の時代だからこそ手帳を持ち歩くことです。スマホなどの電子ツールも便利ですが、意外と立ち上げて記録することに手間を要します。これは人次第ではありますが、特にＡＤＨＤが強ければ、細かい作業を面倒に感じる傾向があり、メールなどの電子ツールが苦手な人が多いように思えます。手書きの手帳で、いつどこでもアイデアを記録できる状況をつくれば、思いついたことを忘れる前にすぐに書き留めるということがしやすくなります。

私の場合は、ポケットに入るサイズの手帳に、アンケートなどに使われるクリップペンを挟んでいつでも取り出せる状況にして、いいアイデアが思い浮かんだらすぐに書き留めるようにしています。また、忘れてはいけないことや覚えたいこともこの手帳で一元管理して、電車の中などでいつでも見られるよう工夫して活用しています。

第4節 ● 分析思考の対策

見えないことへの不安の推定

自閉傾向（分析思考）の対策は、感じ方の理解が主になります。感情や空想といった、目に見えないものへの不快感や恐怖心を減らしていくというものです。たとえば、急に仕事を休んだ時に何か（小言や不満を）言われてないか、と気になることってありますよね。この場合、仕事を休んだということ以外に、自分ではその場を確認できない、という状況が不安に拍車をかけていると推測できます。

分析思考（自閉傾向）の人は、見えるものを捉える力に優れているぶん、その場の空気や人の感情など、見えないものへの不安を感じやすい体質なのだと思われます。職場の話はあくまでたとえ話であり、精神的に様々な場面で〝見えない〟ということへの心理が影響しているのです。

特に、自分以外の人たちが目に見えないもの（場の空気・感情）でわかり合っているように思えた時、疎外感を感じてしまいます。場合によっては「自分は仲間外れにされている」とか、「自分の言動が嫌がられている？　笑われている？」というような不安に陥ることも考えられます。

盲点を理解し受け流す

自分が何を捉えることができないかを理解できれば、問題は大きく改善します。誰にでも苦手なことが必ずあり、自分の捉えることが困難なことを認めることは自分自身のストレス対策としてとても重要なことです。

自分の盲点（感じることが苦手な分野）に気づくことができれば、状況に応じて「積極的な行動（発言）をしない」とか、「受け流す」「深く考えないようにする」という選択肢ができるのです。

不安は「確認したくて仕方ない」という感情を伴うことが問題を深刻化させます。しかし、不安を抱えたときにその不安を確認しようとする行動こそが、実は相手の不安を呼び起こしてしまうのです。見えないものはそっと受け流し、不安を感じたら何もしないことが大切です。

もし、人とのやり取りで不安を感じたら、できるだけその不安を詮索はせずに、その日の夜や次の日など、不安を感じていない時にゆっくり考えるほうがよいと言えます。冷静な視点で「自分が見えないこと」を把握していけば、問題は少しずつ改善されると私は考えます。

“深い意味はない”の理解

分析思考はその場への注意力が高いため、場にそぐわない発言や失言は少ない傾向があります。一方の想像思考は、色んなキーワードから連想が頭を支配しているため、場にそぐわない発言や失言が多くなりがちです。

しかし、分析思考の人からすれば、わざわざ言う必要のないことを言っていると捉えるため、他人の深い意味はない言葉に「どういう意味？」という不安や不快感を強めます。これは、言葉だけに限ったことではありません。たとえば、私は連想が多く、誰かとの会話の中でその話題とは全く関係のない不安や記憶が急に頭を支配し、顔を曇らせることがあり、そのような反応が会話の相手を不安にさせていることがよくありました。

想像思考の私自身、そのような自分の行動パターンへの自己理解は重要とも考えますし、逆に分析思考の人も、このような想像思考の特徴を知っていただくことで、一つひとつの発言や言動に「深い意味はない」という理解でストレスの対策になると思います。

いずれにしても、誰かの何気ない言動を〝悪意〟や〝嫌味〟とばかり考え始めると、自分自身が精神的につらい状況に陥ってしまいます。確かに人の言動には良くない意図があることもありますが、〝ただの不器用〟や〝深い意味はない〟との線引きは重要なのです。

想像力は鍛えることができる

分析思考の悩みの解決には、想像力を意識的に改善することが有効と思われます。自分には想像力が少ないかもしれないという認識が第一歩になるでしょう。想像力は興味を持てる分野が多いため、そこから鍛えることができるのです。想像力を鍛える一番の近道は〝感動〟を増やすことだと考えます。たとえば、親子関係を悩んでいる分析思考の人であれば、映画の「クレイマー・クレイマー」を見て感動することで、想像力や共感力を呼び覚ますきっかけになり得ます。一度何かに感動すれば、そこからさらに別の映画や物語なども感動しやすくなるようにレベルアップを追い求めていくといった具合です。「感動力を鍛える」と言えばわかりやすいかもしれません。感じ方を鍛えることができたら、共感しあっている周囲からの疎外感も減らせるのではないかと思います。

ADHDの特徴は、脳内物質を改善させる薬が開発されている一方、自閉傾向は現時点で有効な薬がないと言われています。ただ、本書のように考えていけば、むしろ薬を使うまでもなく、対策がやりやすいとも考えられます。

第5節 ● 感じ方の特性を知る

ここでは、前節（分析思考の対策）の続きのようになりますが、もう少し広げて発達障害全体に言える〝特有の感じ方〟について記述します。精神医学には認知行動療法というものがありますが、これに近いと思います。自分や家族の感じ方の特性を知ることで、必要以上に感じていた不安を和らげることができると考えられます。

特に、分析思考（自閉傾向）の人は前述のイメージを用いた説明の通り、人の感情を捉えるのが苦手で、言葉をそのまま解釈してしまう傾向があります。自分の体質を理解（それがプラスでもあることも頭に置きながら）することで、生きづらさの解消につながると思います。

劣等感の想像思考、プライドと疎外感の分析思考

想像思考タイプは、広く物事を見ながらぼんやりと捉えがちで、詳細の明確な把握が困難です。ただ、脳内の視野が広いため、自分が〝見えていないもの〟をなんとなく把握することはできるのです。自分が把握・理解できていない分野があることに気づきやすいため、どちらかと言えば劣等感を感じやすいでしょう。「なぜ自分はできないんだ」「もっと注意・集中すればできるはずなのに」という感覚です。

一方、分析思考者はプライドが高くなりやすいと言えます。物事を明確に詳細まで把握ができますが、その範囲に含まれないものに対してはそもそも把握が難しいからです。また、人よりも物事の詳細を明確に把握できることで、「自分のほうが理解している」という考えを持ちやすいことになります。

ただし、世の中の生活では、人の心を理解することや想像力も重要になります。こういった性質によって、周囲と摩擦を生むことがあり、自尊心を損ないます。「自分のほうが理解力があるのになぜ評価が低いのか」という感覚です。そのため、プライドが高く疎外感を感じやすい体質になると考えられます。

空気を読めない

発達障害の傾向は、空気が読めないと言われます。これについては、想像思考タイプも分析思考タイプも共通かもしれません。しかし、その原因や傾向はやはり異なります。

まず、想像思考は空想体質のゆえに〝きちんと聞いていない〟〝見ていない〟という意味での空気が読めないということになります。人の心を理解することも、その時の状況や会話の相手に集中していないといったことが多く、必要以上に何かを連想することで、その場にそぐわない発言をしてしまうこともあります。

一方、分析思考の場合は、目に見える状況や細かさを捉えるあまり、他の概念的なことへの理解が困難というイメージです。人の心の理解についても、想像思考に比べて根本的に難しさを持っているようです。

イメージを用いた説明において、脳で捉える領域を三層に分けましたが、想像思考タイプは一番外の層（想像力）が得意で、分析力タイプは一番内の層（分析力）が得意です。いずれにしても、中間の「気持ちの理解」や「空気を読む」ということはそれぞれの苦手を持ちやすいと推定されます。

気持ちの理解の代表例

では、人の気持ちを理解するにはどうすればいいでしょうか。

前述したように、私は想像力は鍛えることができると考えています。そのためには、自分が捉えきれていないことを想像して広げていくことが重要ですが、まずは一般的でわかりやすい事例から始めるのが得策だと考えます。

「花を贈る」というたとえをここでは用いたいと思います。これは、特に男性が理解できない心の代表例と言えるでしょう。「花なんて何の役にも立たないし、どうせ枯れてしまうからもらったって嬉しいはずがない」と考える人は多くいるように思えます。しかし、このようなことへの理解はとても重要であり、この機会に改めて考えてみることをお勧めします。人間関係の改善に役立つ可能性もあります。

また、逆に女性なら、男性の自尊心の理解から入るのがいいのではないかと思います。男性は、世間の荒波にもまれながら家庭を守る役割を担っています。安易に他の人と比べたり欠点をさらけ出すことは、自尊心を傷つけることになるのです。

この二つの例は代表的なものであり、対策としては、ここから自分特有の理解が苦手な盲点を探っていくことになります。

花を贈る

多くの男性が理解に苦しむ〝花を贈る〟ことについて掘り下げたいと思います。たとえば、自分が定年退職を迎える時を想像してください。隣の部署の同期が多くの部下から花束を貰って送り出される傍らで、あなたにはだれも花束をくれる人はいません。こう想像すると、花なんて役に立たないなどと言っておられませんよね。大切に思われているかどうかが窺えるのです。花は実用性がなく、気持ち以外の要素がないからいいのです。これをプライベートの男女関係に向けただけで、多くの男性は考えることを放棄する人が多いように思われます。

たとえば、家庭で妻に花をプレゼントしては？　と言うと「結婚しているのだから今更気持ちの確認は必要ない」と思う人が多いのではないでしょうか。しかし、女性は力が弱く子供を産み育てることが求められるため、守ってくれる男性からきちんと気持ちを向けられることで安心するのです。たんに収入などで生活できる状況さえつくればいいというものではありません。

たとえば、海で戦いがあり、あなたは小さい戦艦に乗っているとします。いつ攻撃されるかもわからないなかで、味方の巨大な空母がいつも寄り添うように近くを航行しているか、存在に気づいてないように先に行ってしまうかで不安は全く違うものになります。

花を贈るのは、心を守るという意思表示です。たんに経済的にというだけではなく、いつも見守る考えを持つことです。あなたがもし先ほどの「退職のたとえ」で共感が持てたなら、男性特有の仕事への想いと重なるからでしょう。女性の家庭での想いや感じ方は、それを超えると考えたほうがいいと私は思います。男女の感覚の違いを理解することがポイントとなるでしょう。

男性は特に、理論・理屈優先になりやすいため、代表例とさせていただきました。

わかりやすいたとえから始めて、少しずつ自分の状況や特性(周りと摩擦が起こりやすい出来事など)から見えていないものを探っていくということをお勧めします。

自分の過敏を知る

次に、感覚過敏についてです。発達障害の傾向が強くなれば、感覚過敏に悩まされることが多くあります。しかし、明確に障害と認識される人は、実はそれほど現代社会では問題にはならないと言えます。〝自覚〟と〝周りの理解〟が得られるからです。むしろ辛いのは、グレーゾーンに位置する人たちではないでしょうか。そう考えれば、だれもが無関係とは言えなくなります。

たとえば「辛いものが苦手」という人に理解を示す人は多いのに、「音に敏感」「痛みに弱い」といったことに対してはなぜか〝根性〟の問題で片づけられがちのように私には思えます。このような想像から、障害の有無にかかわらず、それぞれの苦手を理解する重要性が見えてきます。

今までは「みんな同じ」が求められましたが、これからは個性が重視される時代が予想されます。自分の特性を理解し説明できる人がストレスも減らし、才能を発揮できるのではないでしょうか。

電話の例

たとえば、仕事中に電話が鳴ります。静まり返ったオフィスで、あなたは重要な交渉をすることになります。この時、あなたはその電話の内容に緊張するかもしれません。しかし、必ずしもそれは内容に対する緊張だけではないのです。

今度、電話をしているとき、緊張を感じたら試しにやってみてください。電話と逆の耳を塞ぎ、目をつぶって会話をするのです。周りの情報が遮断されるだけで、それまでの緊張は嘘のようになくなり、流暢に話をすることができるはずです。

では、次に目を開けてみてください。緊張の強さはどのくらいでしょうか。そして、次に目を再び閉じて、塞いでいた耳を解放してください。これだけで、自分の視覚

（視線）過敏と聴覚過敏の度合いを知ることができるのです。

自分特有の過敏が集中力を阻害している

たとえば、急ぎの仕事をしているときに、上司がこっちへ歩いてきたとします。「自分が何か言われるのでは」という感覚で反応することは、誰にでもあり得ることです。しかし、上司はあなたに用事があったわけではなく、たんに通り過ぎていったとします。では、この場合、何も問題がなかったと言えるでしょうか。あなたは、外部の情報によって気を反らして、集中すべき仕事の効率を下げているのです。

視　覚	人の視線、大勢の人の中、プレゼン・スピーチなど、特定の人に見られること、光がまぶしい　など
聴　覚	子どもの声、電車の音、大勢の人のざわつき　など
嗅　覚	特定の食べ物を避ける、汗のにおいが苦手　など
味　覚	特定の食べ物が苦手　など
触　覚	汗で濡れたシャツ、セーターの感触、ネクタイやベルトの締め付け　など
その他	人混み、エアコン　など

あなたの周囲は、視界・音・気温等を含めてあらゆる情報・刺激で埋め尽くされています。ほんの少しの注意力の疎外が、繰り返し起こっているのです。そのため、自分がどのようなことに過敏になって気を逸らしやすいのかを知ることは、誰であっても集中力を高めるプロセスとして重要であると言えます。

過敏の事例

以上のことから、発達障害を意識したことがなかった人でも、この機会に一度自分特有の過敏を探してみてはいかがでしょうか。

下記は一例であり、他にも様々な過敏が存在します。さらに言えば、一般的に言われるものは、「視覚」や「聴覚」などのわかりやすい過敏ですが、実際には、一言では表しづらい状況や他人の行動への過敏・拒否感・苦手意識を持っていると考えられます。

無意識によって行動を左右されるのではなく、自分特有のものだと理解するだけでもストレスは大きく減らすことができます。さらに、周りに説明することができればなおいいでしょう。自分から言えるということは、指摘される前に把握しているということであり、コンプレックスや緊張から根本的に抜け出すことができると私は考えます。

人との摩擦の見えない原因

では、感覚過敏を理解しないことでどのような問題が起きるでしょうか。ここで一つの例を用いたいと思います。

たとえば、大勢の視線が苦手だが、自分でははっきり認識していない人がいたとします。友人に待たされたため、大勢の人が集まる集会に遅れて行くことになります。それが原因で、後から集会所に入ることになり、苦手な視線を浴び赤面をみんなに見られたのではないかと不安で気分を害してしまいます。

この場合、過敏体質であるとの認識が明確になければ、不機嫌の理由は単に「待たせたから」ということになりかねません。しかし、友人からすれば、「普段は待たせることでそんなに怒られないのに、なぜか不機嫌になった」と感じて混乱してしまいます。

もし事前に「視線過敏」で大勢の人が苦手だということを認識していれば、事前に友人にそれを伝えることで、誤解も減るうえ、自分は先に向かうという選択肢も本当はあるのです。自分の体質を理解し説明することは、多くの場面で見えない摩擦の予防になると考えます。個性を劣等感のように考えずに受け入れることができるかが鍵になるのかもしれません。

迷惑恐怖症

迷惑恐怖症は、分析思考（自閉傾向）の人が陥りやすいと考えられます。分析思考の人は自身の言動がシンプルなぶん、色んな想像や連想に左右される周りの人の言動が気になってしまいます。想像思考の人は、深く考えずに会話をすることや、連想からその場と関係のない話をすることがあります。そのため、想像思考同士なら、他人の同様の言動に「深い意味はない」という感覚で受け流しやすい一方で、分析思考の人は「どういう意味？」と真剣に考えてしまうことになります。

このようにして周りの反応が気になった上で、たまたま自分の特徴（容姿・癖・体臭・視線など）に気づいた時、それが周りに嫌がられているという勘違いを引き起こすことが考えられます。

これは、感覚過敏とも結びつきやすいと言えます。たとえば、視線過敏であれば必要以上に自分の視線や目つきが気になり、そこに上記の食い違いが重なることで問題が深刻化することもあります。自意識が芽生える思春期に発症しやすく、正直に誰かに打ち明けられなければ問題は長期化する場合もあるように思えます。

いずれにしても、誰か相談相手を持って、客観的意見を聞くことが重要です。

これらはわかりやすい例として挙げましたが、他にも一言では説明のできない仕草・言動など、表面化しないこの手の問題は世間に多く潜んでいるのではないでしょうか。

周りのコソコソ話

私も昔はとてもナーバスで劣等感が強かったため、周りの人がコソコソ話をしたり笑ったりすると、自分のことを言われているという感覚を強く持っていました。しかし、今思えば、それは自意識過剰というもので、周りはそれほどこっちを注目していません。不安が強まれば、周りの行動が気になることに加えて、コソコソ話は真相を確認することができないだけに厄介とも言えます。

逆に言えば、あなたは誰か自分以外の人のことをどれだけの時間考え続けることができるでしょうか。仮に考えたとしても、自分に関連（または対比）することであり、いつも中心には〝自分〟がいるのです。これはだれでも共通のことです。だれも周りの人に対してそれほど注意して見てはいないのです。

自分の感じ方を理解できていなかった時の私は、すれ違った人達が笑っただけで「自分のことを言われているのではないか」という不安を強く持っていましたが、今は考え過ぎだったとつくづく思います。さらに言えば、仮に自分のことを言われたとしても、それがどうかしたのかという感覚にもなります。みんな自分に絡めてそれぞれのことを気にしているだけで、私の幸福にはなんの関わりもないのです。そんなことで不安を感じていたなんて、時間の無駄でしかなかったと痛感します。

自分のことは自分にしかわからない

私たちは普段、学者や医者は賢いため、学者や医者の話を聞いていれば間違いないと思い込みがちです。しかし、本書の仮説では、分析力が強ければ、人の気持ちや心の問題が苦手になるということであり、さらに医者や学者は分析思考が多い傾向が見えてきます。

そもそも、すべてを理解できる人はいないというのは事実であり、一般的な学説だけに囚われず、自分自身の感覚の特徴を知り、人に伝えることで生きづらさの解消につながるのではないかと私は考えます。

相談相手を持つ

いずれにしても、医者にこだわらず相談できる人を持つということが重要になります。自分のことを誰にも言えないということは、生きづらさの大きな要因になるのです。現代社会では、インターネットの普及で匿名で誰かとつながるということも容易になりました。自分のことを人に話すことに抵抗を感じる人には、いいツールなのではないかと思います。ただ、身近な人にもありのままの自分をさらけ出せるほうが更にいいと言えます。

また、相談相手を持つことが苦手な人は、自身のプライドが壁になっていると考えられます。賢く見られたいという願望が足枷となってしまうのです。しかし、賢いというのは自分で考えて動ける人ではなく、自分の見えないものを把握して人の意見を取り込める人と言えます。すべてを理解できる人はいないわけですから、確実に存在する自分の盲点を見つけ出し、誰かの協力で補い、また足りない想像力を人との対話を通じて広げていくイメージです。

すべてを自分の力でやろうとする人は、一見、立派に見えても、心の中に不器用さを持ち続けることになります。自分の向上のためにも、自分の苦手を把握して、弱さも含めて誰かに正直に言えることがとても重要だと考えます。

第4章

分析思考・想像思考の組合わせ事例

――家族・恋愛関係の問題の解消

本書による「全員が持っている」という前提と、「分析思考・想像思考」という考え方は、特に体質の影響が大きい家族や恋愛の問題を解消する可能性を秘めていると考えます。

身近な人間関係は、ほとんどの場合、お互いに〝相手〟の言動への反応が相互作用することで悪化していきます。ところが、「全員が持っている」という前提があれば、自分と相手の特性を同時に考えるという選択肢が生まれるのです。ぜひ本書を媒介にして、夫婦・家族間で一緒に考えてみてはいかがでしょうか。

重要なポイントは下の三つです。

①　それぞれの体質のプラス面とマイナス面を同時に考える。
（またはプラス面から先に考えてマイナス面の検討に入る。）
②　相手のことだけでなく自分の特性も同時に考える。
③　相手が自覚してくれたら、理解を示すことが重要。
（簡単に治すことはできない、自覚してくれたら一歩前進という感覚。）

①については、たとえば以下のようなものです。

集中力が高い　⇓　気持ちの理解が苦手かもしれない。
発想力・行動力が高い　⇓　人を振り回しているかもしれない。

プラス面から考えれば、抵抗なく問題解決の話に入りやすくなります。なお、プラス面とマイナス面については、前述の二面性の表を参考にしていただければと思います。

分析思考と想像思考の分類

全体像として言えることは、男性には分析思考（自閉傾向）タイプが多く、女性には想像思考（ＡＤＨＤ傾向）が多いということです。また、想像思考については、衝動多動タイプと不注意タイプに分けることができます。下の表の通りです。

なお、本書の趣旨に沿って問題点だけを挙げることになります。また、注意してほしいのは、これで相性が悪いと言っているわけではないということです。理解をするだけで、抱えていた様々な問題が解決に向かうかもしれないということです。

●家族関係に見るそれぞれの特徴

分析思考（自閉傾向）		細かいことに気づきやすいが、気持ちの理解や想像的なことは苦手。プライドが高くなりやすい。
想像思考（ADHD傾向）	衝動・多動タイプ	一般的にジャイアンタイプと言われ、怒りっぽい、衝動買い、思いつきでの行動が多い。
	不注意優勢タイプ	一般的にのび太君タイプと言われ、物忘れや不注意が多い。片付けが苦手など。

どうか、本書をきっかけに喧嘩にならないよう願っています。〝違い〟があるからこそ、夫婦や恋愛関係はいいものだと私は思います。

問題を抱える夫婦や家族関係では、仮に身近な人が本書を買ってきた場合、「自分への当てつけ？」という感じ方になる可能性は十分にあります。しかし、もしそう感じたなら、「自意識過剰な体質を持っているのかもしれない」と考えることもできます（三十六ページのイメージ、百十八ページQ＆Aなど参照）。また、仮にそのような意図があったとしても、それだけではなく、その人が持つ自分自身の悩みなど、いろんな理由が混在しているのが現実と言えます。

夫が分析思考・妻が想像思考

夫婦問題で最も多いのが、夫が分析思考で妻が想像思考のパターンだと言えます。

夫は気持ちの理解が苦手で、前述の「花を贈る」のたとえ話のように「花なんて実用性もないし手入れが面倒なだけだ」と片づけてしまう可能性が高く、理詰めで妻を追い込んでしまっていることに気づけないというパターンです。

夫は、夫婦や家族への義務を経済面などの〝状況〟だけで判断する傾向になり、妻や子供が気持ちを訴えても、理論・理屈で自分が正しいという感覚を捨てきれず、その結果、問題は悪化・長期化します。本来、夫婦や家族は〝心〟を守るべきものです。また、妻も想像思考が強ければ、そういった一つひとつの夫の行動に感情的になりやすいと言えます。感情的になる妻に夫が不快感を募らせたり、何気ない言葉に夫が反応するということもあります。どちらか一方だけを責めるべきではないと思いますが、解決のためには、夫が一定の想像力を広げるほうが良さそうだと私は思います。男女間の問題では、力の強い夫が譲るほうがいいと思えるからです。

理論・理屈に強いというのは、当然のことながら社会では強みです。本書をきっかけに、プラス面を認めながら、心の理解が苦手である可能性を考えてみる機会にしてみてはいかがでしょうか。

夫・妻ともに分析思考

では、どちらも分析思考であれば問題がないかと言えば、そうとは限りません。分析思考タイプはプライドを高めやすく、明確な答えを求めますが、この答えというのが必ずしも分析思考タイプで一致するとは限らないからです。それぞれが違う価値観を持っていることが多いですから、譲らなければやはり関係は悪化を招くでしょう。

分析思考が強ければ理論立ての会話が得意なので、正直にお互いの感じ方や考え方について話し合ってみることが有効ではないかと思います。

夫が想像思考（多動衝動タイプ）

夫が想像思考（多動衝動タイプ）の場合も、少し問題が深いと思います。多動衝動タイプというのは、怒りやすいという体質になってしまいます。男は力が強く、衝動性に過剰に反応すると、やはり夫婦間の問題は悪化していくでしょう。

夫が認識すると同時に周りも理解を示すことでストレス・摩擦が減れば、解決に向かうのではないかと思います。衝動的になってしまう性格を指摘されることは、とても辛いものがあります。本当はそうしたくないのにそうなってしまう体質だからです。本来の性格とは区別して、理解を示しながら解決を目指すことをお勧めします。ストレスが減れば、発達障害傾向のマイナス面は少しずつ和らいでいくと考えられます。

夫・妻ともに想像思考

夫・妻ともに想像思考のパターンは、全体的に言えば問題は少ないと思いますが、感情的になりやすいという体質でもあるため、考え方の違いや相性次第では問題を引き起こす可能性は否定できません。「相手の衝動買いが気になる」「ドアの開け閉めの音が気になる」といった行動への不快感や、空想体質による独特の会話パターンなどがお互いに気になってしまうことも考えられます。

夫が想像思考（不注意タイプ）・妻が分析思考

夫が不注意タイプだと、ちょっとしたことでのミスが多くなり、妻が分析思考であれば、そういったことが気になって仕方ありません。夫は妻から「もっとしっかりしてよ」と言われがちになるでしょう。私は不注意タイプですが、今までにも様々な苦労をしてきました。

しかし、本書の通りストレスを一定程度まで減らせば、不注意問題も軽減されます。逆に、プライドを高めてしまうことは危険で、ストレスも重ね続けることになります。ありのままでいて、妻もある程度割り切れば問題はそれほどないと思われます。

どのタイプかわからない

現実的な話として、どのタイプかわからないというパターンも多いと思います。前述の通り、実際には明確に分類されるものではなく、分析・想像思考を併せ持つということが考えられます。

特に、分析思考と衝動タイプの想像思考に重複が多いように私は感じています。おそらく、不注意タイプは慢性的な想像思考である一方、衝動タイプは一時的（咄嗟的）な想像思考のようなもので、分析・想像の体質の中間に位置しやすいという可能性が考えられます。

考えるきっかけとして、分析思考・想像思考という概念は重要だと考えますが、実際には「併せ持つ」「状況により変わる」ということも念頭に置いて、柔軟に考えていただいたほうがいいと思います。

バランスタイプの場合

バランスタイプの場合は、そもそも人との摩擦は少ないので、問題を抱えることはあまりないように思えます。あり得るとすれば、特別な才能や向上心が少ないので、バランスタイプの夫に妻が物足りなさを感じるといったことが考えられます。

いくらバランスタイプとは言え、必要以上にプレッシャーをかけられれば、ストレスを溜めて家族問題につながる可能性もあり得ます。人当たりの良さという才能を認めてもらうほうがいいと考えます。

気遣いの第一歩

夫婦間の問題は子供にも影響があるのは当然のことながら、そのストレスで社会生活にも影響する可能性もあるため、以上のようなパターンを記載しました。ただ、実際に相手の気持ちを理解するといっても、実践するのはハードルが高く、長く続かなければ意味もありません。もし、相手の気持ちの理解について困難さを感じるのであれば、「物音をできるだけ立てない」ということを実践してみることをお勧めします。わかりやすいのがドアの開け閉めです。相手を意識してゆっくりドアを閉めるというだけでも効果はあります。

夫婦間に緊張のようなものがあれば、ちょっとした行動の物音が気になったり、自分への当てつけのようなものと捉えることがあり、このような些細な行動から心理的に問題化していくことが多くあります。何の意図もないのに関係悪化を招いているのなら、ほんの少しの配慮と理解で多くの問題が解決できる可能性もあります。

また、「相手の気持ちを考える」は難しくても、「物音をできるだけ立てない」も、相手のことを意識（配慮）していると言えます。相手を不快にしない気持ちを持つということは、問題解決の第一歩になるのではないかと思います。

親が分析思考・子が想像思考

続いて、親子の問題についてです。親が分析思考で子供が想像思考というパターンは特に気をつけたほうがいいと言えます。なぜなら、分析思考はプライドが高いうえ、子どもが想像思考タイプで学習などに遅れがあると、必要以上に危機感を感じ、さらには思い通りにならないことでフラストレーションを溜め込みやすいからです。

子どもは、特に成長段階でのストレスが問題です。学習の遅れで子どもが不幸になるというよりは、むしろストレスを溜めることで過敏を強めながら成長することが問題を引き起こすのではないかと私は考えます。自分の子供に集中力がないと感じたとき、「自分にはない別の才能を持っているかもしれない」という感覚を含んで考えることが重要です。

ただ、本書の考え方で言えば、分析思考が強い場合は、このような話も受け流してしまう可能性があります。想像力タイプの強みや特性は目に見えないため、理解されずに「勉強ができないことは将来の支障になるはず」「厳しくしてでも成績を上げないといけない」という受け止め方です。

想像力を広げれば、ストレス問題のほうが大きいということに気づいていただけるのではないかと私は期待します。社会を上手に生きていくには、学力以上に心のゆとりのほうが大切なのです。

親が想像思考・子が分析思考

では、その逆のパターンには問題がないかと言えば、そうでもありません。この場合は、学校の勉強は得意になりやすいため、一見すると問題はないのですが、逆に子供の抱える特有の問題に気づきにくいということが考えられます。分析思考が強いと周りの感情について行けず、孤立してしまうということがあり得るからです。そして、正直に問題を親に言えなければ、ずっと悩みを抱えることがあり得ます。

また、ジョークを真剣に捉えてしまうという体質もあり、親の何気ない言葉に傷つきやすいということも考えられます。子供の分析思考が強いと感じたら、正直に話し合う機会を設けることが重要かもしれません。

第5章

当事者経験・研究によるQ&A

ここでは、当事者としての経験と、分析思考・想像思考という観点を交えながら、発達障害やその傾向の人によくある悩みをQ&Aとしてまとめましたので、参考にしていただければと思います。

Q　仕事を覚えることができずに苦労している。

A　覚えるべき重要なことはすべてイメージに（映像化）することで覚えやすくなります。

【解説】

物事を覚えることへの苦手意識は、想像思考の傾向が考えられます。想像思考が強ければ、見えている文字や聞く言葉等を脳内に明確に取り込むことが苦手ですが、そのぶん何かを連想したりイメージする力が強いことになります。たんに言葉として捉えるのではなく、頭の中で具体的な映像のイメージを思い浮かべることで記憶力を助け、思い出すことも容易になります。

Q　向いている仕事を知りたい。

A　本書の分析思考・想像思考から、ある程度推測することはできると思います。ただ、あまりこだわり過ぎず職場の居心地等も重要だと考えます。

【解説】

本書の考え方から言えば、分析思考は正確でミスのないことが求められる仕事が向いていて、想像思考が強ければアイデアや体を動かす仕事・接客等が向いていると考えられます。ただ、盲点になりやすいのは、仕事の内容そのもの以外に職場での人間関係などの二次的要素が絡むことです。たとえば、ミスの少なさが活きる仕事でも実際には人間関係で苦労することがあるといった具合に、仕事そのものへの向き不向き以外に様々な要素がありますので、柔軟に考えるほうがいいと思います。

Q　ADHD傾向で、勉強に集中できずに困っている。

A　ADHD傾向の場合、じっとしていることや人の話を聞き続けることが苦手な傾向があるため、声に出したり動きながらの勉強がお勧めです。

【私の場合】

私はADHDの体質が強く、とにかく勉強が苦手で興味のないことは一分も集中力が続かなかったため、声に出して勉強しました。小声でもいいので声にだして勉強すれば、一定の集中を保つことができているのです。さらに、じっとしていることが苦手という体質もあり、動きながら身振り手振りなども組み合わせることで体全体を使って勉強するようになって、ようやくある程度の改善がされました。声に出すというのは今でも仕事に活用しています。周りには聞こえない程度に口を動かしながら集中力を保つことに役立てています。

Q　周りからどう見られているかが気になる。

A　同じように、周りのみんなも自分のことで頭がいっぱいです。だから、「だれも見ていない」と考えて気楽でいてもいいと思います。

【解説】

自分の特性が気になりだしたら、周りからどう見られているのかが気になってしまいます。しかし、本書の調査にもある通り、発達障害はだれでも持っており、みんな自分の特性を持って気にしているものです。実際に想像してみてほしいのですが、他人のことを注意深く考え続けることがどれくらいあるでしょうか。仮にあるとしても、自分との関係を考えたり対比するときだけです。自分が〝どう見られるか〟を気にするように、周りもみんな〝自分がどう見られるか〟を気にしているだけという事実に気づいて、気楽にいることが一番だと考えます。

Q　自分の言動が周りに迷惑をかけていないか不安。

A　行動そのものよりも、その後の不安の反応が相手の不安を呼んでいる可能性があります。また、相談できる仲間をつくり客観的な視点を持つことも重要です。気楽になれば改善に向かうと考えます。

【解説】

実はその行動以上に、その後の敏感な反応や不安による仕草に周りの人も反応している可能性が十分に考えられます。はじまりの軽い摩擦を受け流して反応しなければ解決できるものがほとんどのように思います。前述のQAの通り、人はそれほど他人を見てはいません。仮に自分の言動に周りが不快感を持つことがあっても、誰かと軽い摩擦があるのは普通のことで、全くない人は一人もいません。関係悪化や孤立という問題は、むしろその後の不安や敏感な反応が周りに伝わることから始まります。いずれにしても、気楽にしていてストレスが減れば自身の敏感な反応や発達障害の症状も和らぎますので、何事も気にしすぎないことが最善だと考えます。

また、「だれでも持っている」という前提で、正直に相談できる相手や仲間をつくることができれば大きな励みになると思います。

Q　世の中に馴染めない。

A　発達障害への理解は少しずつ広がっています。本書のように〝全員が持っている〟という考えも含めて、特性への理解が進めば問題は和らぎます。また、同じ悩みを持つ人同士でのミーティング等もお勧めです。

【解説】

今は、多くの発達障害者や傾向者のミーティングやコミュニティがあります。また、〝障害〟という言葉に抵抗があるのであれば、本書のような考え方を持って、傾向や特性・才能という理解のうえで、生活のマイナス面を解決するという感覚で相談先を探すのもいいと思います。

仲間をつくるということ自体に抵抗を持つ人もいるかもしれませんが、インターネットなどを活用すれば、個人が特定されたり気を遣う必要がないので、ハードルは下がるのではないかと思います。

Q　夜眠れない。

A　生まれつき概日リズムが弱い体質もあります。眠れないことを悩んでいるということは、「自分が悩みを持っている」「精神的に弱い」ということを悩んでいる状況とも考えられます。体質だと割り切るだけでも気持ちは楽になります。また、気持ちのハードルを下げてお医者さんに相談すれば解決は早いと考えます。

【解説】

眠れないと聞いたら、悩みごとを持っていると考える、または人からそう思われることへの抵抗感が強いと思います。しかし、発達障害の傾向の体質を理解したら、もともと持っている体質（第3章の「思考のインフレーション」参照）として眠りが弱い人も多くいるのです。必ずしも「悩み」「精神的なもの」と考える必要はありません。程度も人それぞれであり、想像力という才能の裏返しと考えることもできます。長引くようであれば、「体質もある」と割り切ったうえで、お医者さんに相談することをお勧めします。薬はとても有効で、お酒に頼ったりストレスを溜めることのほうが私は危険性を感じます。また、気楽に考えることが何よりも効果的だとも言えます。

Q　体質として眠れないけど、できれば病院や薬に頼りたくない。

A1　概日リズムを整えることをお勧めします。朝か日中にお日様を浴びることが最も有効的です。

【解説】

一番いいのは、朝起きてお日様を浴びることです。脳に光が届くことで、人の体は昼と夜の感覚を取り戻すことができると言われています。また、梅雨の時期など、日光浴が難しい場合の対策として、机の上に置かれる一般的なＬＥＤの照明でもＯＫです。私は目を閉じて瞼の上から五分程度光を当てています。目を閉じていても光は十分に脳に届きます。体内リズムを整えるという観点から、毎日同じ時間に行うことがお勧めです。

Ａ２　ＡＤＨＤ傾向として眠れないのなら、「考えごと」の影響が強い可能性があります。

【私の場合】

ＡＤＨＤによる睡眠障害は、思考のインフレーション（第３章「思考のインフレーション」参照）にあるのではないかと考えています。つまり、考えごとで夜になるにつれて脳内が加熱される状況です。よく、スマホなどで画面を見ていると睡眠を妨げると言われたりしますが、私はあえて好きな動画を鑑賞することで〝考えごとから離れる〃という対策で大きく改善しました。画面の光を気にするよりも、一番興味を惹く（考えごとや悩みごとから離れる）ことで頭を切り替えることができるなら、むしろ有効的ではないかと考えます。誰かとの会話も効果的です。趣味で頭をクールダウンさせることは、子どもが絵本でねむくなるようなイメージです。一つの例として参考にしていただければと思います。

Q　疲れやすい。

A　生活習慣での改善も重要ですが、発達障害傾向としての疲れやすさであれば、自分の過敏を理解して環境を改善することも重要です。

【解説】

何よりもまずは体調を調えることが重要だと思いますが、発達障害の傾向が強ければ感覚過敏で疲れている可能性が十分に考えられます。視線過敏であれば、あまり周りが見えない環境にするとか、聴覚過敏であれば、静かな環境に見直すことで疲れやすさが一定程度解消できる可能性があります。緊張しやすい状況を改善することで神経性の疲れは改善すると思われます。

Q　夕方（または午後）に疲れやすい。

A　ADHDの体質があれば、午後から疲れやすい体質になります。私は額を冷却シートで冷やすことで大きく改善されました。

【解説】

感覚過敏による疲れのほか、ADHDであれば、考えごとの多さから夕方頃に頭が加熱されていく状況（思考のインフレーション）が原因である可能性があると考えます。私の場合は、額を冷やすことで大きく疲れを改善できています。

Q　家族や恋人に発達障害（または傾向）を理解してほしいけれど、どうすればいい？

A　自分にも何らかの傾向があることを言って、一緒にそれぞれの解決を探ってみてはいかがでしょうか。

【解説】

発達障害は、程度の問題としてだれでも持っていると言えます。そのため、「自分の傾向」も伝えることができれば、相手に自分のことを考えてもらえる可能性があるのではないかと思います。プラス面も一緒に考えることも有効的です。

Q　忘れ物を減らしたい。

A　私の場合は、必ず自分が気づく印を残すという対策をしています。

【解説】

たとえば次の朝、出かける前に重要な電話をしないといけないと気づいた場合、そのことを忘れないように、携帯を玄関のど真ん中に、不自然に置いておくといった感じです。必ず目につくかたちで、いつもと違う状況をつくれば思い出すことにつながります。

Q　衝動的な行動で、後で後悔することが多い。

A　思いついたことは次の日に改めて考えるなどのルールを持つことで改善されると思います。

【私の場合】

衝動的な感情のほとんどは、一日経てばある程度リセットされます。さらに、朝は冷静に物事を考えることができるため、私の場合は重要なことを次の日の朝に決定するようにしています。買い物などでも衝動買いにならないよう、一日以上間をおいて買うことを心がけています。

Q　怒りやすい性格を治したい。

A　ストレスをなくすことが最も良い対策です。また、相手に正直に言えれば解決に向かうと思います。

【解説】

突発的な体質は対策が難しいですが、前章での感覚の強化などを参考にストレスを減らせることができれば改善するのではないかと思います。また、周りの理解もとても重要だと考えます。発達障害は治したくても治せないものです。怒りやすいという体質も性格とは関係なく障害として持っている可能性があり、このような理解を共有し理解してもらうことで解決になることもあります。

Q　先延ばし癖をなくしたい。

A　面倒で先延ばしにしてしまうことはできるだけ朝にやるようにすれば改善されると思います。

【私の場合】

ＡＤＨＤの体質が強ければ、仕事や勉強などで面倒なことを先延ばしにする傾向があります。私の場合、午前中は頭が冴えているので、先延ばしにしてしまうことをできるだけ午前中に片付けるようにしています。

Q　失言癖を治したい。

A　自分の失言のパターンを理解し、一定のワードや会話を避けることで一定の改善ができると考えます。

【解説】

想像思考が強ければ、独自の連想に頭が支配されやすく、場にそぐわないことを言うことがあります。人によってその傾向は違うため、たとえば「年齢のことは言わない」「体型や人の印象のことは言わない」など、一定の話題を気をつけるようにすれば、大きく失言を減らすことができます。また、私の場合は、緊張しているとき等、周りが見えなくなるときは無理に会話をしないようにするなどの対策をしました。状況を見分けることも対策になると思います。

Q　子供の特殊な行動で悩んでいる。

A　そのままにしてあげることをお勧めします。発達障害傾向による得意な趣向や行動・こだわりは、ストレスが減れば自然と弱まっていく傾向があります。なくそうとしてストレスをかけてしまえば、かえって悪化する、または別の問題を引き起こす危険性があります。

【補足】

できるだけ家族はその行動を承認してあげることが重要です。どんな行動であれ、愛情があればそれほど気にはならないもので、家族が拒否をしてしまうと社会で誰にも受け入れられないのではないか、という不安を募らせてしまいます。

ある程度の特殊な行動は誰にでもあるもので、お互いがあまり気にしないように心がけるほうが、広い視点で見て良いと考えられます。程度の問題として柔軟に対応すれば少しずつ改善に向かう可能性があります。

Q　子育てで体質を考慮したほうがいい？

A　持って生まれた向き不向きがあると思いますので、体質を考えながら向いていることを進めるほうがいいと思います。

【解説】

統計調査などからも、分析思考・想像思考による向き不向きがあると思います。子供の将来を先に決めて無理に誘導してしまえば、ストレスの増加にもなるうえ、本来持っている才能を損なう可能性もあります。また、子供が自然と興味を持つことを、興味の向くままにさせてあげることが良いと思います。

第6章

天才たちと発達障害

発達障害は本来、〝才能〟です。歴史上の多くの天才達も、分析能力か想像能力、またはその両方の相乗効果により偉業を達成していると言えます。それぞれのタイプと活躍するジャンルは次のようなものです。分析思考と想像思考の間に位置し、相乗効果で才能開花される場合を〝複合タイプ〟としています。

分析思考タイプ　＝　数学や物理法則の発見など
複合タイプ　＝　自然原理の発見、発明など
想像思考タイプ　＝　作曲・芸術・アイデアなど

誰もが聞いたことのある天才達の分析・想像思考との関係を著者なりに考えて分類したものが下の表です。あまり人の能力を基準化するというのは良いことには思えませんが、発達障害を単なる障害と捉えるのではなく、「考え方次第で発揮される能力があるかもしれない」と前向きに考えるきっかけになればと思います。

分析思考との関連性

これらの天才たちが本当に発達障害なのか疑問に思われるかもしれません。

人物	主な功績	分析 ⟷ 想像
アインシュタイン	相対性理論	
ニュートン	万有引力の法則ほか	
パスカル	気圧・真空の発見ほか	
ガリレオ	天体の解明ほか	
ダーウィン	進化論	
エジソン	蓄音機・白熱電球ほか	
ダ・ヴィンチ	モナリザ・人体図ほか	
葛飾北斎	浮世絵（富嶽三十六景ほか）	
モーツァルト	作曲（フィガロの結婚ほか）	

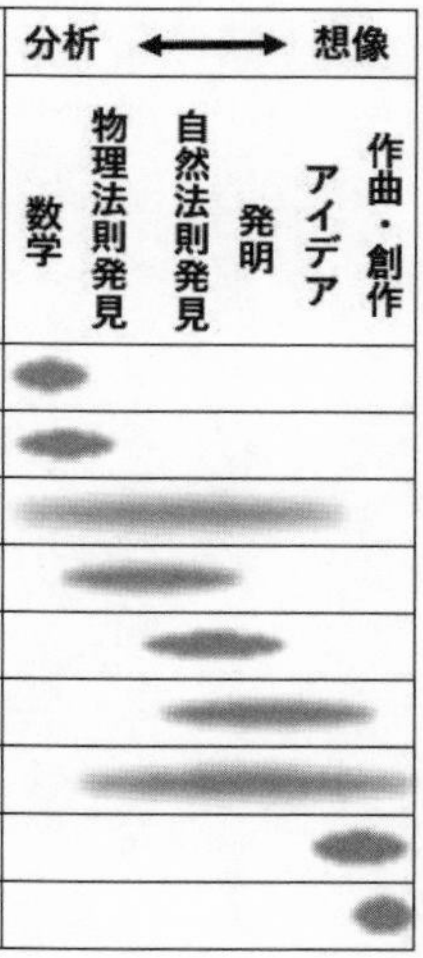

たとえば、その根拠の一つとして、自閉傾向（分析思考）の幼少期の特徴を挙げることができます。数学物理の天才であるアインシュタインは、幼少期は人との会話が非常に少なかったとされています。またニュートンも幼少期は決して成績が良い方ではなく、口数も少ない控えめな性格でした。また、同じ数学物理の天才であるパスカルも、やはり幼少期はコミュニケーションに障害があったとされます。実は、自閉傾向というのは幼少期にコミュニケーションの障害が見られるのです。これは、言葉や世の中のルールの理解にそれなりの想像力が必要であることから、才能が発揮されるまでに時間がかかっていると考えられます。

そして、ある程度「言葉」や「世の中のルール」がわかったところで、分析思考特有の分析・解析・集中力が発揮されることで、十歳頃から一気に学力が開花することになります。これは、現代においても科学や物理の学者には見られる傾向なのだと推測されます。このようにして見れば、やはり天才は発達障害の傾向が強く見られるのです。

想像思考との関連性

エジソンは非常に睡眠が少なく、昼寝が多かったとされています。実はこれも、本書の言う想像思考の持つ睡眠リズム障害（思考のインフレーション）の考え方と一致しています。空想が非常に多いことから、一般的な人と覚醒・睡眠のリズムが違うと言えます。たまにエジソンなどの天才の睡眠を、成功の方法として紹介する記述も見られますが、本書の考え方からすれば、エジソンは単に体質として眠くないときは実験をして、寝たい時に寝ていたということになります。真似をするよりは、自分の持って生まれた体質のままであることが重要ではないかと思います。

また、日本が誇る絵画の天才に葛飾北斎がいます。北斎は絵画に集中するあまり、家の片づけを一切できず、家が散らかると引っ越して絵画に没頭するという生活を繰り返していたとされています。このような片づけが苦手という性質も想像思考（ADHD）の特徴と合致していて、目に見える状況よりも自分の空想の方を強く捉えることによるものと考えられます。作曲家のモーツァルトについても、幼少期にはコミュニケーション障害があり、成人後には手紙でジョークを書くことが多かったことなどから、本書のふざけ合って笑い合う（想像と共感）の特徴が確認できます。

以上のことから、発達障害と才能の関連は十分に成り立ちます。

突き抜けと底上げ

第2章では、「全体の底上げ」という考え方をご説明しました。これは現代社会の生きづらさへの言い方ですが、才能開花と天才を表現する際には、「突き抜けと底上げ」という表現がふさわしいと考えます。結局世の中には何でも上手にやれる人がいるのは事実ですが、あくまで本来の才能には偏りがあり、自分の得意が成功し始めることで、ストレスがなくなり、全体が底上げされるというものです。自分の興味のことが広がっていけば、意識しないうちに苦手だった分野もそれなりに才能が開花し始めると言えます。

わかりやすいのが、レオナルド・ダ・ヴィンチです。彼は明らかに想像思考と言えますが、絵画を綺麗に書きたいという欲求から、数学的比率にも興味が現れ、後には数学なども含めたマルチな天才となっていきます。しかし、全体の功績を見ても想像力によるものが非常に強く、体質自体は想像思考と言えます。興味への追求は、突き抜けるように開花して全体を底上げしていくと言えます。

現代社会においても、世の中のトップで活躍する人達は、なんでも器用なイメージがあるかもしれませんが、苦手を克服して成功したと考えるよりは、興味や得意な分野に集中して成功し、ストレスがなくなることで本来苦手だったこともそれなりに器用になっていると考えられます。

想像思考の才能開花

このように考えると、ＡＤＨＤ傾向（想像思考）の才能開花の方法は自然と見えてきます。周りと同じ考え方や能力の数値化という現代社会特有の価値観に縛られないことです。実際には今の社会の仕組みでは難しさはあるでしょう。しかし、まずは一つの考え方に囚われる必要はないという感覚から、少しずつでも自由な生き方にシフトできればいいのではないかと思います。

なお、本書では後半でＡＤＨＤ傾向の能力の証明のための記述をしています。すぐには受け入れられなくても、人それぞれの能力や才能があるという考え方が今後世間に広がっていくことを期待したいと思います。

分析思考の才能開花

分析思考の人の才能を開花させるには、想像力が組み合わさることがポイントになると考えられます。アインシュタインやニュートンも徹底した分析能力の結果、その時の学問では説明がつかないことを見つけ出し、そこを見えないもので理論立てていくというプロセスを経て重要な発見をしています。分析に特化した場合でも数学の重要な法則の発見などに結びつきますが、ジャンルが相当限られます。新たな可能性を探るのであれば、やはり想像力が上手に組み合わさることが良いと思われます。そう考えた場合でも、本書のように、そもそも「自分には想像力が少ないのではないか」という感覚を持つことが、考える重要なきっかけになるのではないでしょうか。なお、これは中間に位置する人にも言えることです。想像力は興味にもつながり、伸ばすことで大きな可能性を秘めているのです。

〝障害〟は現代の価値観によるもの

天才達にこの傾向があるのであれば、〝障害〟とはそもそも何でしょうか。私が思うに、あくまで現代特有の価値観によるものではないかと考えます。特徴的な体質のマイナス部分だけが目につけば障害に見えるかもしれませんが、以上の説明からも本来は「発達障害＝才能」と言えます。

ここで再びエジソンを例に挙げたいと思います。エジソンは、子供の頃から落ち着きがなく、学校嫌いで結局小学校二年生くらいで退学してしまいます。明らかな

ADHD（想像思考）傾向をもっていることが確認できます。しかし、それで彼の生涯が転落に向かったかと言えばむしろ逆で、自由な環境を得たことで自分の興味に没頭し、そして天才になりました。

学校を退学する前のエジソンは、「1＋1は？」という質問に「1」と答えています。「二つの粘土を合わせたら一つの大きな粘土ができるから」ということです。確かにそう考えればその答えも間違いではありませんが、学校ではそれを一つの正解とはしません。この話からも一つの発想が、学校という基準のために否定されているように思えます。二つの粘土を合わせれば一つの大きな粘土、も答えですし、その粘土で〝3〟を描けば、〝3〟も答えかもしれません。現代社会はエジソンの時代以上に常識や能力を測る基準が形骸化されています。そう考えれば、現代はエジソンの卵が多く埋もれてしまっているのかもしれません。

エジソンが現代に生きていれば、無理やり学校に通い続け、周りに馴染めずに〝落ちこぼれ〟として評価され続けていたでしょう。このことを〝障害〟と言うのなら、現代社会は大きな間違いを犯しているとさえ言えるのです。

夢を持って生きる

大器晩成という言葉があります。現代の社会の凝り固まった価値観から抜け出せば、人はいつでも才能が開花する可能性を秘めているのだと私は思います。人は夢や希望を持っていれば、現状に関わらず幸福を感じられるものです。本書が、パソコンでたとえるところの、ＯＳ（基盤）ソフトのような役割になれば本望です。それぞれのソフト（才能）を起動させるきっかけになるというイメージです。ただ、そのためには社会全体の考え方の見直しも必要不可欠ではないかと考えます。

第7章

ＡＤＨＤの想像力証明のために

ＡＤＨＤ傾向（想像思考タイプ）は、興味が湧くことには人一倍の集中力を発揮しますが、それ以外のことについては集中できずに注意力が散漫になります。たまたま勉強に興味が向く、というのは、本来、可能性は低いため、想像思考の場合は自然と勉強が苦手な人が多いということになります。そのため、現代社会において、想像思考の人の活躍の場は限られていると言えます。

しかし、本書の考え方からすれば、勉強ができなくとも注意力散漫の人にはアイデア・発想力があるということになり、根本的に人の能力評価の常識が変わる可能性があるのです。

これは、傾向として全員が持っているという考え方から、発達障害という枠組みから抜け出して、社会全体に言えることでもあります。

本書の書き方も、これまでの学者的な発達障害の医学書とは異なる雰囲気があると思います。分析的な細やかな文章もいいですが、大雑把で感覚的な記述も違う角度での説得力を感じてもらえるのではないでしょうか。本書の仮説がある程度浸透すれば、能力の考え方が大きく変わる可能性を秘めています。

二つの能力

そこで、次の通り能力を二つに分けて考えていただきたいのです。

A　ミスが少なく、上からの指示を忠実に実行する能力

B　型に囚われないアイデア・発想ができる能力

組織運営では、この二つの能力を〝別もの〟として考える視点はあまりないように

思われます。そして現代社会では、学力が第一の評価基準となり、加えて行政機関をはじめとする仕事ではミスをしないことが重要視されることで、おのずとAの能力が大きな評価基準となり、それに基づいて組織ピラミッドができていきます。

〈現代社会の評価基準と組織体制〉
「学力が高い人・ミスをしない人（A）＝仕事ができる・出世する」
「Aに長けている人がBの役割も担う」

そのうえで私が伝えたいのは、想像思考のほうが世の中全体を見渡したり良いアイデアに長けているとすれば、社会を良くするためには今までの評価基準とは違う考え方が必要になるということです。

森のたとえ

「木を見て森を見ず」という言葉があります。物事の全体像を見るべきだ、という意味のことわざですが、人はそれぞれ特性があり、木を詳細に分析する力も重要だと言えます。

分析思考と想像思考をこのたとえに当てはめると、分析思考は木を細かく明確に調べる能力を持つ人、想像思考はぼんやりとしているぶん、森全体やそれ以外も含めて広く見渡せる人、と言うことができます。それぞれが特性・才能を持っているのです。

畑のたとえ

たとえば、村で協力して作物をつくる状況をイメージしてください。先人の知恵で、10㎝間隔で苗を植えるというルールがあるとします。分析タイプの人は、詳細を把握し苗について分析したり、正確に10㎝間隔で植えることができます。しかし、自然条件というのはルール通りにはいきません。状況に応じて間隔を調整したり根本的な対策が必要になることもあるのです。

一方の想像力タイプの人は、作業が大雑把で、10㎝というルールもきちんと守ることができません。また、疲れやすかったり、すぐに違うことに興味が移りますが、広く見渡すことで「畑をもっと違う場所に作ってはどうか」という提案をすることができます。また、バランスタイプ（発達障害傾向が少ない人）は、人付き合いが上手なため、これらの間に入って調整する役目が得意となります。

能力評価のジレンマ

こうした場合、人の評価について厄介な問題となるのが、10㎝間隔で正確に植える能力はわかりやすく、評価されやすい一方で、「もっと違う場所につくってみては？」という意見は、それが良いアイデアかどうかの判断が難しいということです。

さらに、〝正確さ・ミスの少なさ〟が評価されることで組織のピラミッドができてしまえば、広い視点での意見を評価できる人が上にいないというジレンマさえ浮かび上がります。

現代の組織構造として、上に意見を言いづらい風潮があるため、多かれ少なかれこの問題は確実に存在します。日本は特に上下意識が強く、いわゆる〝同調圧力〟という空気があるため、取るに足らない問題とは言えない現状が見えてきます。

なぜか伝わらない

行政や政治については、一般市民からすれば理解できないことが多くあります。本書の考え方をもとにすれば、「もっとこうすればいいのに」「なんで伝わらないのだろう」といった世間の疑問の正体がようやく見えてくると私は考えています。

世間をリードする学術・行政・政治の分野で、〝学歴が高くてミスが少ない〟というタイプの人が占めていることはだれも否定できないでしょう。しかし、世間をリードするからこそ想像力・共感力が求められるとも言えます。その人たちが「自分たちにはわからないことがある」という考えを今までに持っていないのであれば、根本的に間違っている可能性があると言わざるを得ません。

医者のたとえ

たとえば、医者は冷静に外科手術をすることができます。私は、テレビで手術シーンを見るだけで目を背けたくなるので、外科医はすごいなと思います。

しかし、本書の考え方に当てはめてみると、それができるのは共感力が少ないためではないかという仮説が成り立ちます。それでも、そのおかげで冷静な手術ができるわけで、能力というのは視点次第でどれも重要なことと言えます。ただ、この場合、手術以外で患者が苦しんでいるときに、薬などで和らげるという判断は鈍い可能性があります。

本書の考え方をもとにすれば、医者が「自分には共感力がないかもしれない。患者の思いを汲み取れるサポートをつけよう、意見を聞こう」という判断が可能となります。「自分にはわからないことがあるかもしれない」という考えを持つとは、こういうことです。

これは、説明するための一つのたとえであり、世間全体にこの問題がはびこっている可能性があるのです。学術・行政・政治においては、市民の辛さ・不安に共感したり、世の中を良くするための想像力・共感力が少ないかもしれないという認識がないことは、大きな問題なのです。

ADHDの能力証明のために

現代の学問は、十七世紀フランスの哲学者デカルトによる分析方法が主体となって築かれています。それは、不確かなものを排除して、確実なことから組み立てていくというものです。しかし、人の心をはじめとして、数学のように明確な答えがないことが現実には多くあります。それは言葉で表現すること自体ができず、複数のたとえ話から想像してようやく見えてくる世界なのです。

たとえ本書の考え方が正しいとしても、困った問題は、学者は分析思考の傾向が強いため、根拠・エビデンスにこだわりがちとなることです。つまり、学者・政治・行政の分野の人たちの多くが、「学者じゃない」「学会で認められていない」として、本書の考え方をすぐには受け入れないことが予想されます。

逆に、一般の人の多くが理解を示した場合、それ自体が立証の根拠となります。つまり、本書の指摘が的を得ているかどうかを判断するためには、学術的根拠によらずに理解するかどうかという〝想像力〟が試されているということになり、〝心〟や〝感覚〟を同時に捉えることが求められるのです。

明確に確認できない想像力という能力を認めてもらうのは、目に見える根拠を重視する今までの学問や考え方では説明が難しく、〝学者が受け入れない(または無反応)〟がかえって根拠になるという、まことにややこしいジレンマが起きるため、時間はかかるかもしれません。

そこで、ＡＤＨＤに想像力・共感力・広い視野があるということを証明するために、

ＡＤＨＤの特性を活かした世の中の改善提案を次項でご紹介します。コロナにより日本経済が破綻するのではないかという不安を感じた時に考えたアイデアです。

想像力というのは多岐にわたるため、音楽や物語から組織運営のアイデアまで、特性は人それぞれですが、私の場合は、たまたま社会や経済の仕組みが興味の対象であり、あくまで想像力の一つの例としてご覧いただければと思います。

このアイデアは、広く物事をとらえ、人の不安などへの共感力・想像思考の能力を活かしたものです。畑のたとえの「別の場所で作ってみては？」のように、根本的に大きく捉えることで生まれる意見だと考えています。

世の中の組織が分析思考に傾きすぎると、このような経済対策についても、物価や為替、消費意欲などジャンル分けをして、それぞれを細かく分析していくことに傾倒してしまうと言えます。ＡＤＨＤを活かしたアイデアは、仕組みだけに注目することなく、人の不安や感覚・考え方も含めて、広い視野で制度設計することが可能となります。

コロナ発生後の二〇二〇年五月頃、国の担当機関にこのような制度がないかと問い

社会崩壊を未然に防ぐネットワークシステム

新型コロナウイルスは終息かと思えば新種が現れ、世界的に見ても終わりが見えません。国による経済対策もいつまで維持されるかは不透明であり、このままいけば経済の崩壊を招く可能性があります。歴史的にも世界大戦など悲惨な歴史は経済不安から広がっているのは事実で、私たちは過去に学ぶ必要があると考えます。お金というのは、世の中からなくなるのではなく、不安で一つのところに集まり膠着しているだけであることは事実です。この制度は、崩壊危機の際、国の経済対策に募金を呼び掛けるネットワークを築くことで、世の中のパニックを未然に防ぐ仕組みです。

以下は、イメージを用いた制度説明です。右の図は、世の中の景気の流れを表したものです。

まずは景気がいい状況。個人や企業の蓄えは少なく、流通量が多いのが特徴です。

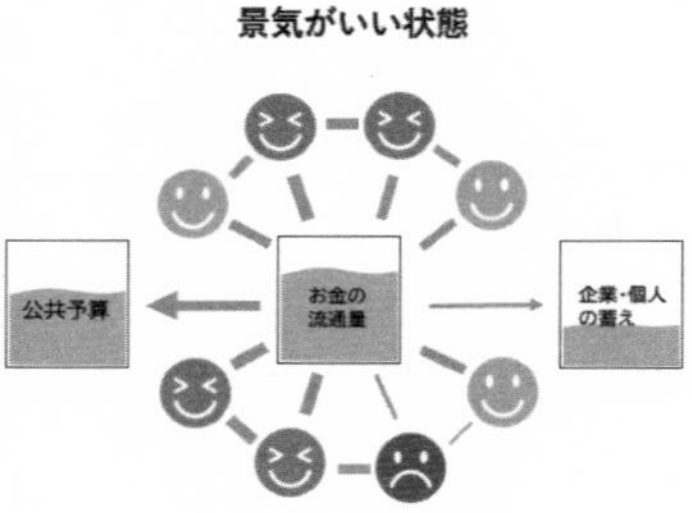

景気の悪化プロセス

①⇒③　まずは、先への不安により、個人・企業の貯蓄が増えだすと、連動するようにお金の流通量が減り、企業の倒産や破産者がではじめます。

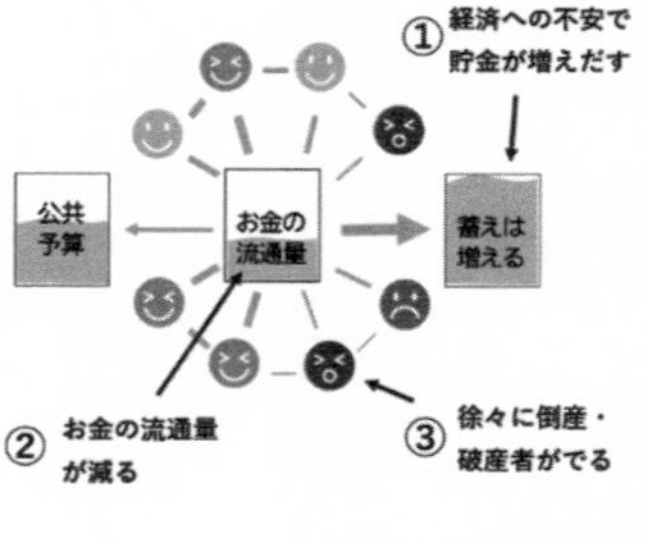

④　景気は人の心理に左右されるため、倒産や破産による不安の波は一気に広がっていきます。

⑤　一番の問題はここです。経済を心配して蓄えをしても、食料などへの影響が出て治安

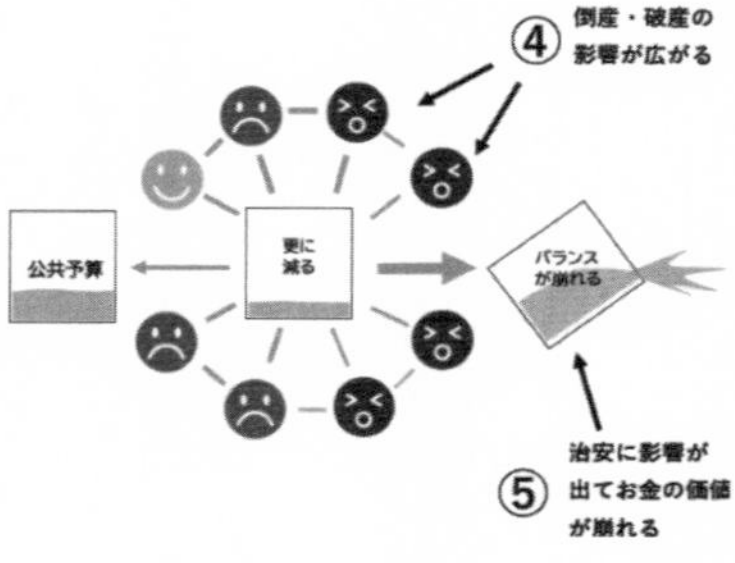

が悪化すれば、お金の価値自体が崩れていくということです。

⑥　そして混乱状態になれば、回復は困難になっていきます。

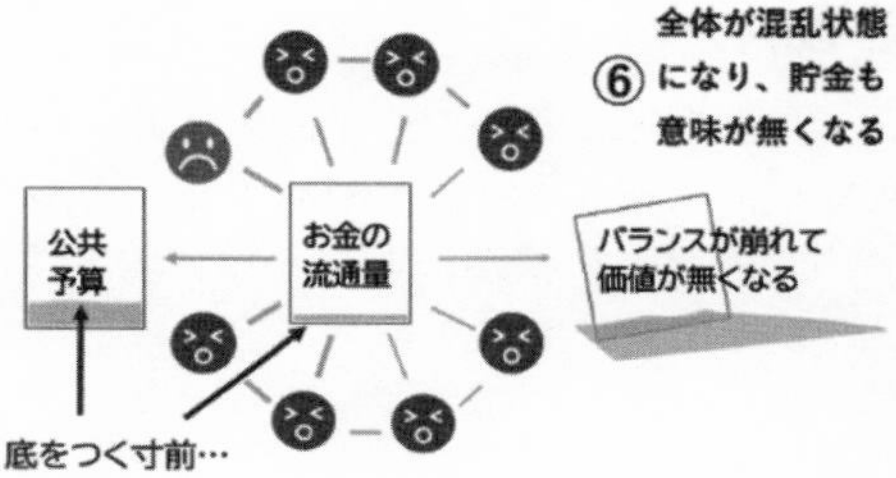

制度イメージ

景気が悪化しはじめ、倒産・破産者が出始めた時点で判断することになります。

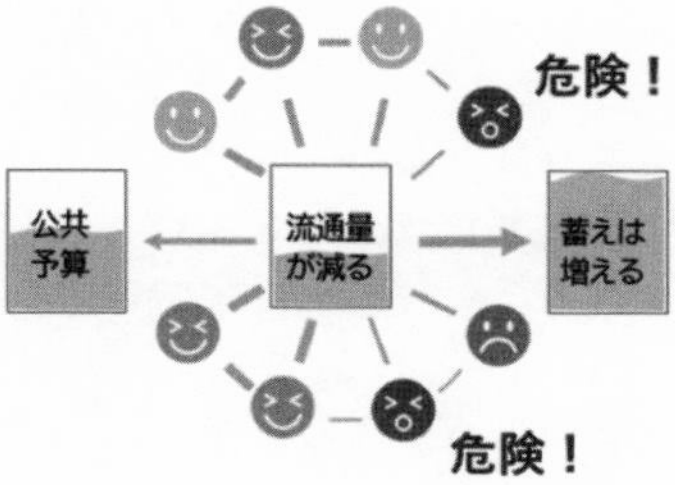

コロナによる困窮者を一番深く平等な視点で調査している国の経済対策に一斉に支援（募金）ができれば、経済崩壊を防止できる可能性があると考えます。

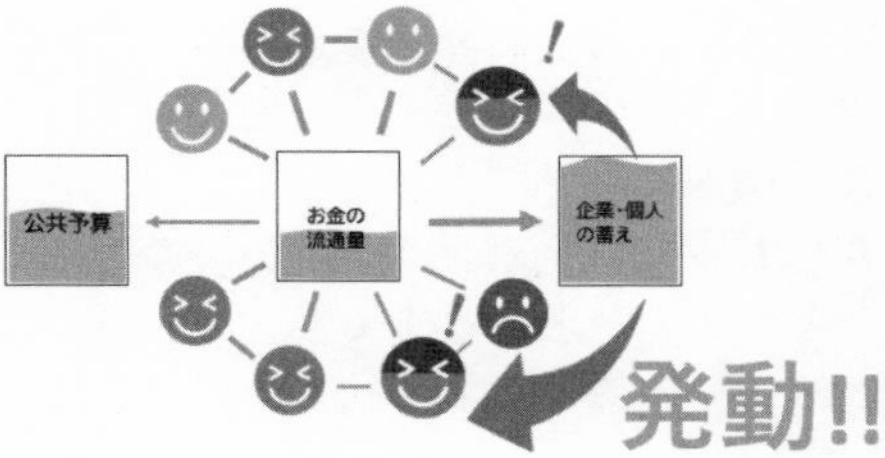

経済は「連鎖反応」で、崩れだすとドミノ式に広がっていきます。

そうなれば、みんなが自分の財産の確保に動き、そして次は食料です。そこからは治安に大きく影響を及ぼしてパニックとなり、お金はただの紙くずに変わるので財産確保も意味は成さないと言えます。

崩壊するくらいなら…

実は「日本が経済崩壊するくらいなら経済対策のために募金してもいい」という人は多くいます。日本に誇りと愛情を持っているからです。身近な人が苦しむ姿を見るくらいならお金を出すという人は必ずいるのです。

Q&A

Q　身近なところでお金を使えばいいのでは？

A　経済崩壊はコロナで困窮する人達から始まります。どの職業や飲食店が困窮状態にあるかは、個人ではわかりません。また、「経済のためにお金を使えばいい」と頭でわかっていても、実際に行動に移すのは案外難しいものです。

Q　具体的なやり方は？

A　ツイッター登録などで賛同していただける人のネットワークをつくり、いざという時に募金を呼びかけ、政府の経済対策に寄付をします。

※チェーンメールのように広げることを想定していますが、現段階ではその発信のネットワークをつくるイメージです。少人数から一斉に広げるのは困難だからです。

Q　クラウドファンディングでいいのでは？

A　募金の使い方や流れに不透明さが残ります。また、国の制度が一番全体の困窮者を捉えているため、最も効果的と言えます。

Q　国が募金を拒否したら？

A　基本的にそのようなことは考えにくいですが、今までにない試みであることも事実です。もし国が受け取らなければ、国の経済対策を参考にして、独自で給付を試みます。

Q　国の政策が本当に正しい？

A　仮に不均衡が現在あったとしても、徐々に修正が図られるようになっていると考えられます。

Q　経済崩壊は本当に起きる？

A　コロナウイルスが当初は「インフルエンザのようなもの」と言われながら、現状はどうでしょうか。夏にも感染が止まらずワクチンができても変異種がでるなど、世の中では予想できないことが起きています。また、報道などを見て、経済にそれほど問題ないと感じることもあるかもしれませんが、今の情報化社会の構造上、本当に危険な時は、危険を知る人たちは何も言わなくなる可能性があります。困窮者が出る傍らで楽観の構造はとても危険なのです。本当にパニックになれば、何が起きるかわからないことは、過去から学ぶ必要があると考えます。また、現在危機の状況にないと仮定しても、これは「備え」であるため、現在の統計データによることなく検討する必要があると考えます。

Q　生活が安定している人が興味を示す？

A　安定している人こそ興味を示す制度だと考えます。上記の通り、貯金や財産の価値が崩壊する危険を防ぐ制度だからです。

合わせたところ「聞いたことがない」ということでした。やはり官公庁では、この類の考え方はないようです。

なお、もう一つ社会全体を解決するためのアイデアを巻末にて紹介いたします。格差社会をなくすためのもので、ワーキングシェアというものは今までにもありますが、広い視点だからこそできる説明の説得力を見ていただければと思っています。勉強が苦手で、仕事ではミスが多いＡＤＨＤのアイデアとしてご覧いただければと思います。

ただし、これらの記述で注意していただきたいのは、ＡＤＨＤで悩む人たちにプレッシャーとならないように受け止めてほしいということです。ＡＤＨＤは連想体質が強く、社会での影響を強く受けやすい体質です。そのため、現代社会では子供の時から必要以上にストレスの影響を受けている可能性があります。私の場合は、前述の通り、思考（連想や考えごと）からマイナス要素を減らしたり、徹底したストレス対策と自分の得意分野を探すなどの実践でようやく自分特有の興味を見つけたという状況です。

さらに、想像力のジャンルは多岐にわたるため、いつどのように特性を見つけて発揮できるかも人それぞれであり、想像力を活かせるようになるには時間がかかる場合があります。

また、そもそも必要以上に能力などで比べ合う社会になるのも不本意であり、全員が不安なく生きられる社会になることがベストだと考えます。

注意散漫力

これまでのような意見を読めば、学力や集中力に長けた学者や行政・政治に携わる人からすれば抵抗感があると考えられます。さらに、想像力というのは形で捉えることがそもそもできないため「自分には想像力が少ないかもしれない」と認めてもらうことは容易なことではありません。

そこで私はあえて、「想像力」という言葉を「注意散漫力」と言い換えたいと思います。キーワードにネガティブな言葉を入れることで、その能力が少ないことを受け入れやすくなると考えるからです。

注意力が散漫ということは、一つの情報からあらゆることを連想する能力とも言えるのです。本書の〝イメージによる説明〟でも、想像思考タイプは集中すべきことからすぐに考えが逸れている様子がわかりますが、逆にこれができるから〝型破りな発想やアイデア〟が可能と言えるのです。

この場合、「分析思考の人でもアイデアは思いつく」と思われるかもしれませんが、可能性や頻度ではやはり違いがでると考えます。たとえるならライフル銃と散弾銃のようなもので、ライフル銃のほうが威力や距離で優っていますが、散弾銃のほうが的を当てる確率が高くなります。注意が逸れて連想が多いということは、散弾銃のように色んなことに頭が巡り、自由な発想やアイデアを引き当てる頻度・可能性が高いのです。本書の世の中の仕組みについてのアイデアは、まさにこの〝注意散漫力〟をフル活用して考えたものです。

普段から色んな連想を膨らませ、それが広い視点で組み合わさることでたどり着くものなのです。今の社会は、このような「注意散漫力」の力を活かせているでしょうか。私としては、能力の考え方が根本から見直され、みんなが活躍の機会を持てる社会の実現に寄与できれば本望です。

変わるべきは社会

本書では、発達障害やその傾向で悩んでいる人向けに、発達障害当事者としての研究や対策から考えを述べました。ただ、これらの対策で問題を解決することは困難というのが正直な思いです。辛さがなくならない最大の原因はストレスであって、社会全体が変わらないと、個人の努力や考え方では限界があると考えています。

本当は、人の能力や評価の考え方が変われば、社会全体のストレスが軽減できると思えるのですが、その理解を得ることは容易なことではありません。また、本書の考え方について、「勉強が苦手な方がアイデア力が本当にある？」という疑問を持つ人もいるようです。確かに、世の中では一概にそうは見えないかもしれません。この説明は、子供の時からのストレスなどの影響などの視点で説明することになりますが、記述が膨大になるため、別の機会で説明できればと思います。

特にこの項目では、想像思考の人の生きづらさをピックアップしましたが、実際には分析思考も一定以上強くなれば、人付き合いが苦手だったり空気が読めないという理由で、本来の特性を周りに理解してもらえず、辛い状況にある人が多いと考えます。評価されやすいタイプの偏りが解決されれば、世の中全体を変える大きな力になる可能性もあります。

まずは、「分析思考・想像思考」「程度の差こそあれだれもが持っている」という考え方から、当事者または家族の中だけでも改善に役立てていただければと思います。

終　章

ＡＤＨＤの特性を活かした世の中改善アイデア事例

――ハーフワーク構想

①概要

感染症や世界情勢・食料不安などで世間の不安が増大する中、みんなが安心して暮らせる社会の構築のためのアイデア提案です。

- 公務員（希望者）の仕事を市民へ開放＆副業解禁
- 公共的仕事（鉄道・郵便・農業他）の公営化

●制度イメージ

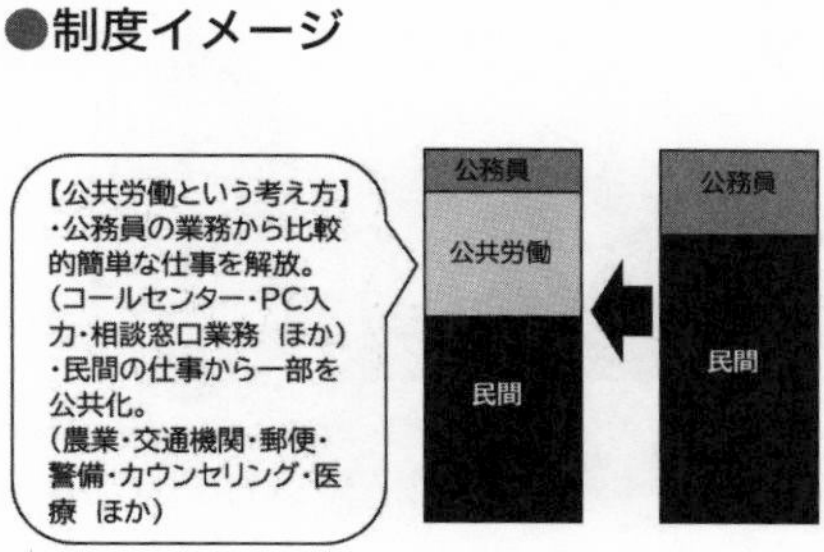
【公共労働という考え方】
・公務員の業務から比較的簡単な仕事を解放。
（コールセンター・PC入力・相談窓口業務　ほか）
・民間の仕事から一部を公共化。
（農業・交通機関・郵便・警備・カウンセリング・医療　ほか）
公務員
公共労働
民間
公務員
民間

- 社会全体で大規模なワーキングシェア
- 収入はそのままに機械・ＡＩに仕事をさせる仕組みづくり

②考え方

公務員（希望者）の仕事の市民への開放

公務員などの安定職の人でも、「夫婦そろって安定職だから、どっちかは半分で家庭や子育てに専念したい」「安定もいいけど、本当はチャレンジしてみたいことがある」など、希望を聞けば、仕事の譲り合いは可能だと考えます。また、ワーキングシェアと言葉で言うのは簡単ですが、今必要なのは初めの第一歩となる具体的施策です。

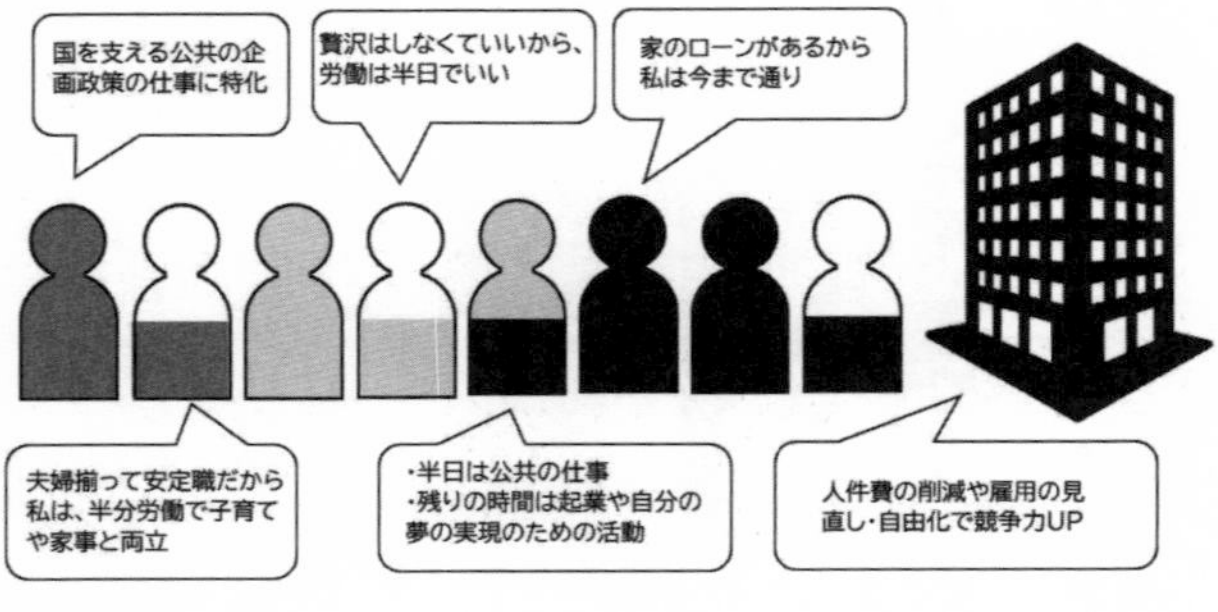
国を支える公共の企画政策の仕事に特化
贅沢はしなくていいから、労働は半日でいい
家のローンがあるから私は今まで通り
夫婦揃って安定職だから私は、半分労働で子育てや家事と両立
・半日は公共の仕事
・残りの時間は起業や自分の夢の実現のための活動
人件費の削減や雇用の見直し・自由化で競争力UP

公務員の副業解禁

世の中は大きく変わり、様々な制度が現在の状況に適合していないと言えます。公務員の専念義務も、一律の人事評価と身分の保証が前提だった制度であり、現在は必要性が低くなっています。半日労働を希望した人には副業を解禁すれば、この制度は大きく進展することになります。

ハーフワークという考え方

仕事を半分にする考え方で、みんなの希望を聞けば、今日本が抱える様々な問題が一気に解決する可能性を秘めているのです。今まで通りがいい人も、そのままでいられます。

一人で二つの仕事の時代へ

公務員も民間も残業を削減される世の中で、家のローンなどもあり、副業禁止や一人で一つの仕事という考え方は限界を迎えているのではないでしょうか。

やりたいことにチャレンジできる

半分は生活のため、あと半分は自分のやりたいことにチャレンジすることができます。誰にでも、夢はあります。生活のための労働と自己実現にチャレンジする大きな転機になり得る構想です。

自由を満喫

将来への蓄えや仕事にしがみつく必要がなくなれば、半年間働いてあとの半年間は海外で過ごすということも可能となります。

公共的仕事の公営化

鉄道や郵便をはじめとする、公共的な民間企業を公営にすることで、大規模なワーキングシェアが実現可能となります。今は、安定した職とそうでない人の格差が非常に大きいと言えます。しかし、安定した仕事の人も本当は、一日中働くことが辛かったり、他の自分にあった仕事をしたくても、将来のために安定職にしがみついている状況で、「本当は半分でいい」という人と「仕事がほしい」という人の間でジレンマが起きています。いっそ、世の中全体、1日の仕事を半々（四時間ずつ）に分けてしまえば、仕事が行き渡り、安心も確保され、みんながＷＩＮＷＩＮの社会の実現は可能だと考えます。

民間である必要性はある？

たとえば鉄道を民営化することで、そのサービスはどれほど違いがあるでしょうか。民営化で企業貯金として宙に浮くことと、みんなの安心資産になることを天秤にかけた時、その民営化は本当に必要なのでしょうか。

資本主義と社会主義のいいとこどりで経済も発展

二〇世紀は、資本主義対社会主義の対立の時代でした。資本主義の勝利かと思いきや、中国などは社会主義体制に資本主義要素を取り入れることで、脅威の存在となっています。だったら、資本主義社会も社会主義の要素を取り入れて「いいとこどり」をしてはどうでしょうか。経済学者のカール・マルクスは、資本主義を経て高度な社会主義が達成されるべきだとしています。今の高度な世の中に、ある程度の平等の社会を取り入れることで、理想的な世の中に近づけるのではないでしょうか。社会主義国家への良くない印象があるとすれば、独裁体制になりやすいということでしょう。半分という考え方なら、今の民主主義を保つことができます。

宙に浮く企業貯金

企業内留保（貯金）は、誰のものでもありません。株主のものかと言えば、解散して分配されるということも現実にはなく、責任も利益も曖昧なまま宙に浮いています。企業内留保は、確かにその組織が永続的に運営するためには必要であり、自然と経済から搾り取って増える仕組みになっています。つまり、企業内留保を前提とした組織が増えることで、世の中から資金を吸い取っていることになります。このメカニズムに、コンピューター化が追い打ちをかけ、労働による市民の生活の糧を減らすだけ減らして、搾り取って宙に浮いていくばかりです。不景気の際には、特にこのメカニズムが重くのしかかり、世間の大きな不安をもたらしています。自動車産業など特定のものは別として、鉄道や郵便・農業は公共化が可能です。その他の業種においても、競争原理が事実上機能していないものが多くあると考えられ、不要な競争をやめるべき時代の流れにあると思えます。

雇用の流動性で企業のメリットに

全体の安心かつ自由な制度は、雇用に流動性を生み出します。今までは、みんなが不安で今の仕事にしがみついているような状況でした。本当は、みんなそれぞれの向き不向きがあり、別の仕事が向いているということは多く潜在していると言えます。この制度が実現すれば、みんなが自分にあった仕事につくチャンスを広げ、企業としても、向いている人材との出会いの可能性を広げることができるのです。

既存の雇用制度の見直しが企業にも追い風に

終身雇用をはじめとする既存の雇用制度も大きく見直すことが可能となり、競争力に追い風となります。また、雇用ではない、個人契約が可能となれば、需要と供給の基本的な仕組みに合わせて、効率のいい企業運営が可能となります。

農業を国営化&機械化で効率化、農家には安心の補償を

経済がパニックになれば、お金の価値は崩れ、治安が乱れ始めると食料の争奪戦になります。食料は最も重要です。個人農業が多い日本では、高齢化も追い打ちをかけるように、農家は疲弊しています。農家も納得できるかたちで補償と安心の考えを示し、最も効率の良い運営に切り替えることが重要だと考えます。機械化による大規模運営による効率生産を目指すべき時です。

機械・コンピューター化の時代をプラスに変える

機械やコンピューターに仕事が奪われるのは、あらゆる業種が民営に偏りすぎてい

る状況があるからと言えます。公営化できるものを整理することで、機械化・コンピューター化は私達の代わりに働いてくれるありがたい存在になります。きちんと制度設計をすれば、いわゆる〝収入はそのままに労働を減らす〟が実現可能となるでしょう。

下がり続ける労働分配率という問題を根本から解決

経済は人の心理の共鳴でできています。今、世界は感染症や戦争をはじめとする様々な不安要素により、企業の貯蓄が増え続けている状況です。世界的なパニックを引き起こす危険性を秘めていると言えます。これらを一手に解決する方法が、この構想と言えます。

心のゆとりで仕事を譲りあうことも……

半分の社会主義的考え方は、自由競争社会にはなかった大きな安心をもたらします。今は、将来のために蓄えようと、貯金に余裕があっても必死に仕事にしがみついている状況なのです。安心が広がれば、余裕のある人は、仕事を譲る心のゆとりも生まれていきます。

大きな変化はストレスの種

楽しい大学生活から急に過酷な社会人、働きづめから急に退職、育休はありがたいがいきなりフル勤務……。急激な変化は心身にストレスをかけます。そもそも働く年齢も固定観念は必要なく、学問と労働を半分ずつというのもありなのではないでしょうか。

縦割り解消で、失業と労働の矛盾を解消

生活保護や失業保険をもらうためには、働いてはいけない？　それはおかしいですよね。問題の根底には、雇用の流動性や、横のつながりがないこと（縦割り社会）があると考えます。職業の枠を超えて希望や適材適所の考え方でこれらの問題は解決できる可能性があります。必ず全員自分に向いた業務があるからです。また、地方の自

治体運営などの縦割りを見直せば、通勤費だけでも莫大な費用を削減できます。

公務員の張り詰めた空気を解消

少しのミスにも厳しい今の公務員の労働。原因は、世間の不安です。みんなの安心が実現されれば、世間の厳しい目は和らぎ、昔の気楽な職場が戻ってきます。

敵対を生まない緩和策

今までにも、世間の格差を解消する試みはありましたが、進まなかったのは、特定の人達（既得権者など）を敵視したことだと言えます。あくまで今まで通りを望む人への現状保証・激変緩和をとりながら進めて行くことで大きな進展が望めます。その意味でも、自治体が主導して半分労働の希望者を募り会計年度任用職員でカバーするという低めのハードルが第一歩だと考えます。

将来の子供たちに残すべきは、貯金よりも安心の制度

それぞれが不安のために貯金を溜め込むことは、結果的にそのお金の価値の崩壊を招きます。いくら貯めても、紙切れになってしまえば意味がないですよね。次の世代の子供達の幸福を考えれば、変えるべきは世の中の仕組みなのです。

社会保障があるから大丈夫?

若い人が簡単に仕事に就きづらい世の中。「生活保護や社会保障がある」と言いながら、「若いなら頑張るべき」という空気で人を追い込む社会。心を含めた社会保障こそ重要ではないでしょうか。

不安定は全体で吸収

最悪の場合を想定するということは、とても重要なことです。自由主義が強すぎれば、災害や飢饉などいざという時にそれぞれが奪い合いになり、社会は混乱します。半分社会主義にすることで、有事の際には全体の生活水準が緩やかに変動することで

吸収し、社会的安心が得られます。仮に日本だけが孤立した場合でも、事前の想定があれば贅沢はできずとも食料などの基本的な生活水準は維持できると考えます。

商業第一主義の限界

現代はわかりづらいもので溢れています。インターネットはあえてわかりづらくつくられ、公告やクリックのタイミングで画面がずれるなどの仕組みで購入画面に誘導されます。簡単すぎる契約と難しすぎる解約方法。通信機器などは、安いと思っても六カ月後のキャッシュバックで忘れてしまう。格安のレンタルショップは延滞金が高い。ガソリンスタンドではお釣り精算機が分けられ、取り忘れが起きる仕組みに。企業の利益の上げ方は明らかに歪んでしまいました。これらを一概に批判はできません。それぞれが従業員・家族をかかえて競争社会にあるのですから。だからこそ、根底を見直す時に来ているのです。商業第一主義はすでに限界を迎えています。みんなが安心できる基盤をつくれば、少しずつ企業も活動の終了や公共化への抵抗はなくなり、わかりづらい仕組みも解消されると考えます。そのためには根本的な安心が必要なのです。

安心が世界に広がれば軍事費も大きく削減

世界的な混乱や軍事的な緊張も、それぞれの国民の不安が根底にあります。資本主義国や社会主義国の対立をはじめ、根底にある摩擦をなくせば、そもそも軍事費も大きく削減できると考えます。軍事費は最も無駄な経費だと考えます。社会の構造が変われば、大きく削減することができます。

戦争さえも抑える？

今、世界は戦争の危機にあります。戦争とこの構想に何の関係があるのかと思われるかもしれませんが、世界の問題の根底は常に資本主義対社会主義の覇権争いです。つまり「中間をとればいい」のです。資本主義社会では、社会主義国家への批判的な報道ばかりですが、一部の富を得る人たちによる報道の先導・偏りを否定できる人がいるでしょうか。どの国にも完全な悪などなく、社会主義の良さも本当は一定程度あるなら、この「中間をとる」という意見を否定できる人もいないと言えます。

飢饉に備えて

世界情勢はとても不安定です。さらに今、世界の人口・需要と食料の生産・供給が逆転したと言われています。今後の物価高の先に見えてくるのは飢饉です。世の中に出回っている食物の種は、農業経営のためにあえて次の種ができないものになっています。しかし、いざという時にはこの仕組みが多くの人の命を奪い、社会の混乱を招く危険を秘めています。農家への補償と、商業主義の見直し・公共化が急務と考えます。

③ Q&A

Q 公務員などの安定職から反対の声が上がらないか。

A あくまで希望者を募るため、大きな反対はないと考えます。上記の通り、「本当は半分でいい」という人は多くいると考えられます。また、ハーフワークを条件に副業を解禁すれば効果は高いと思われます。

Q　公共的な仕事は個人情報が多いため、難しいのでは？

A　現在、情報のデータ化が進み、工夫次第で入力作業などをアウトソーシングすることは可能と考えます。事実、民間活力の推進として個人情報の取扱いを民間が行う事例は増えています。また、そもそも競争社会が結果的に個人情報リストを求める動きにつながっていたため、社会の不安が和らげばその問題自体が解消に向かうと考えられます。

Q　公務員・大企業社員が一度半日契約になればフルタイムには戻れない？

A　臨機応変な仕組みがいいと思います。先の状況次第で、希望が通ることもある、といったかたちで問題ないと考えます。

Q　具体的な制度設計はどうなる？

A　年金も含めて、シンプルに今の半分、今後フル雇用者の給料・年金制度が変われば、それに伴って、その半分という仕組みがわかりやすくていいと思われます。

Q　怠ける人が出ないか。

A　子供が仕事遊びを好むように、人は社会で活躍し感謝されることを求めるようにできています。今の世の中で怠けようとする人がいるのは、ストレスが大きく労働が辛いからです。ある程度自分で選べて4時間の仕事では、怠けるほうが難しいと考えます。また、たとえばネパールやアフリカ諸国のような国では、村で一緒に農業をしていても、怠ける人はほとんどいません。ちゃんと助け合いの輪の中にいて、広い意味での安心があれば、この問題は解決できる可能性が十分にあります。

Q　家のローン問題があるため、簡単にいかないのでは？

A　コロナの影響で、リモートで仕事ができる環境が一機に進みました。家のローンも都会での地価の上昇の意味合いが大きく、働き方が変わればそういった不安も限られてくる可能性はあります。また、あくまで希望を聞く制度なので、大きな課題にはならないと考えます。

Q　ベーシックインカム（国民全員に一定の給付をする制度）でいいのでは？

A　ベーシックインカムは、平等に一定の給付がされるぶん、医療や社会保障が保てなくなります。これは、かえって不安が増えることになると考えます。

Q　世界は発展競争でできていて、日本は遅れをとるのではないか。

A　仮にこの制度を達成し、発展の足かせとなったと仮定した場合、他の国より遅れた国に見えるでしょうか。競争や発展を制限しても、幸福を得る国になれば、むしろどこよりも先を進む国に見えるのではないかと私達は考えます。

Q　本当にそんなことできる？

A　同時に人の体質の研究をしています。今までの能力評価の基準が偏っていた可能性があり、みんなにそれぞれの特性・才能があるという視点が生まれれば、社会全体での役割分担・公共労働は実現可能と考えています。

〈著者プロフィール〉
安藤 怜（あんどう　れい）

1980 年長崎生まれ。
高校卒業後、地元の造船会社やフリーターを経て官公庁への勤務。20 代の頃から発達障害への興味を深め、独自研究に至る。令和 2 年頃より、幅広い経験や発達障害の調査研究を活かして、感覚過敏や感じ方の違いによる労働環境改善の取り組みや、社会の仕組みへの提言などの活動を行っている。

発達障害という「ギフト」〜分析思考と想像思考〜

2023年 6 月26日　初版第 1 刷発行

著　者　安藤 怜
発行者　韮澤 潤一郎
発行所　株式会社 たま出版
〒160-0004　東京都新宿区四谷4－28－20
☎ 03-5369-3051（代表）
FAX 03-5369-3052
http://tamabook.com
振替　00130-5-94804
組　版　マーリンクレイン
印刷所　神谷印刷株式会社

ISBN978-4-8127-0464-6　C0011